もしかして、私、大人のADHD?

認知行動療法で「生きづらさ」を解決する

中島美鈴

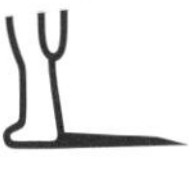

光文社新書

はじめに

ＡＤＨＤとは「注意欠如・多動症」と呼ばれる、発達障害のひとつです。

従来、ＡＤＨＤは子どもの発達障害というイメージでとらえられてきました。しかし、最近の研究で、大人になってもＡＤＨＤの症状が残ることがあることがわかってきました。

我が国で、大人になってもＡＤＨＤの症状が続いているということが認知され始めたのは、2000年に翻訳されたサリ・ソルデン著『片づけられない女たち』（ＷＡＶＥ出版）の発刊がきっかけでした。

この書籍で衝撃を受けた読者の多くは、部屋が片づけられないのは自分がだらしないからだと悩み、自分を責めていた大人の女性たちでした。そして、この本を読んでＡＤＨＤの特性というものを初めて知り、自分はＡＤＨＤなのではないかと医療機関を受診するようになったのです。

自己紹介が遅れましたが、私は福岡在住の臨床心理士です。現在は九州大学大学院人間環境学府博士後期課程と佐賀県の肥前精神医療センター臨床研究部の非常勤研究員として籍を置き、成人ＡＤＨＤの診断を受けた人を対象とした集団認知行動療法の研究をしながら、北九州市のかなめクリニックで働いています。

私が成人のＡＤＨＤの人を対象にした治療に興味を持ったのも、大学院生だった２０００年に図書館で『片づけられない女たち』に出会ったことがきっかけでした。

「そうか、私がこれまで苦労したのは、ＡＤＨＤのせいだったのかもしれない！」

このとき、私は稲妻のような衝撃を受けました。これまでバラバラだった点と点が一気につながったような瞬間でした。

そうです。私にも大いにＡＤＨＤの特性があったのです。

当時、ＡＤＨＤは子どもの行動上の障害であり、成人女性にはまったく関係ないと見なされていました。成人ＡＤＨＤが「大人のＡＤＨＤ」としてマスコミで取り上げられるようになったのは、ごく最近のことなのです。

それから転機が訪れました。２０１５年に星和書店から『成人ＡＤＨＤの認知行動療法』という翻訳書を上梓させていただく機会に恵まれました。これは、アメリカのマウントサイナイ病院という大きな専門病院で作成された、時間管理を目的とした成人ＡＤＨＤのための集団認知行動療法のテキストでした。このテキストを翻訳しながら「これは画期的なプログラムだ！　早く日本のＡＤＨＤの人たちに届けたい！」とワクワクしたのを覚えています。

本ができあがると、今度はあるＡＤＨＤの女性との出会いがありました。この女性は福岡市が主催する認知行動療法セミナーに参加されていたひとりで、「成人ＡＤＨＤの認知行動療法」を即座に実践してくださるほど、抜群の行動力の持ち主でした。

２０１６年に福岡市でスタートした成人ＡＤＨＤの時間管理プログラムの実現は、「ぜひ福岡でこれを実施してほしい」という彼女の声があったからこそでした。１年以上かけて準備を進め、ようやく参加者を募集することになり、久しぶりに彼女と連絡をとったときの感動は今も忘れられません。

初回は８名の参加者で始まった成人ＡＤＨＤの時間管理プログラムでしたが、翌年には全国から１００名以上の参加申し込みをいただくまでになりました。プログラムのコンセプトに共感し、手伝ってくれるスタッフや協力者の輪も広がっています。

プログラムに参加してくださった人たちには、思いもよらない素晴らしい変化がありました。その影響は周囲にも広がり、数多くの嬉しい報告を耳にすることができました。


本書で紹介する様々な対処法は、このプログラムと共に生まれたものですが、目指すのは、単なる気休めやなぐさめではない「生きやすくなるための対処法」です。ADHDの診断を受けた人だけではなく、ADHDではないけれども、ADHDの特性によって悩んでいる人、ADHDではない人にも使うことができるものばかりです。

また、本人だけではなく、周囲にいる親や上司の立場の人がADHDの特性をどう受け止め、どのような工夫ができるかなど、私が支援者として学んだこともまとめました。

怠けているわけでも、悪意があるわけでもないのに、何度注意されても同じミスを繰り返してしまう、複数の業務に対してパニックを起こしてしまう、家事が滞りがちで育児や住環境に影響が出てしまう、子どもが言うことを聞いてくれないなどといった悩みに対して、本書が役立つことを願っています。

もう、いつまでも自分を責めたり、悩んだりする必要はありません。
自分らしい、豊かな人生への第一歩を踏み出しましょう。

第5章 困りごとに認知行動療法で対処する――135

第6章　周囲の人ができること

第1章
ADHDの症状

ＡＤＨＤとは何か

三つの特性

ＡＤＨＤとは、そもそもどのような症状を指すのでしょうか。

ＡＤＨＤは、Attention-Deficit/Hyperactivity Disorder の略です。日本語では「注意欠如・多動症」と訳されます。先天性の発達障害のひとつで、主に三つの特性があります。

まず、不注意です。

これは、集中力が続かないだけでなく、複数の物事を同時にこなすときに、注意を複数に分配することが苦手であることを指します。この影響で、ひとつの物事を脱線せずに最後までやり遂げることができません。片づけができない、なくし物や忘れ物が多い、約束を忘れるといったように、多岐にわたって生活に影響が出る特性です。

次に、多動性です。過活動とも言います。

これは、一般的にＡＤＨＤでイメージされている、授業中に椅子から立ち上がって教室の中を歩きまわる行動や、教室内外の出入りを繰り返す行動を指します。しかし、こうした目に見える形の行動だけが多動性ではありません。人と話をしているときに、その話に集中することができず、頭の中で次々と別のことを思い巡らせてしまうのも多動性に入ります。

授業や会議のときのように、じっと座っていなければならない場面で貧乏ゆすりをし続ける、まったく関係がない落書きをするなど、落ち着いていることができません。頭の中も忙しい状態です。予定を詰め込みすぎる傾向も、多動性からくる行動と言われています。また、この多動性は一般的に大人になると表面的には目立たなくなると言われています。

そして、衝動性です。

これは「やりたい！」「ほしい！」と思うと、その気持ちが抑えられず、即、行動に移してしまうことを言います。アルコールや薬物依存も衝動性が関係しています。衝動買いがやめられず、借金を重ねて自己破産に陥るケースもあります。また、後先を考えず、仕事や結婚・離婚などの大きな決断を衝動的にくだしてしまい、自分の人生や周囲との関係に大きな影響を及ぼしてしまうというケースも散見されます。

一方、過集中と言って、興味のあることに対して周囲が見えなくなってしまうほど没頭してしまうのも、衝動性の特徴です。翌日に入社式を控えているのに、発売されたばかりの新しいゲームにのめり込み、徹夜でプレーをした結果、寝坊して入社式に遅刻してしまうといったような例がこれにあたります。

人によって、この三つのうちのどの特性が強く目立つかは異なります。多動性は見られず、不注意だけが問題となる症状の場合は「不注意優勢」と言われ、成人では多く見られます。

ＡＤＨＤの人によく見られる行動

ＡＤＨＤの人によく見られる行動をもう少し詳しく見てみましょう。

①しょっちゅう物をなくして、探してばかりいる。
②そそっかしくて、ミスが多い。
③忘れ物をすることが多い。
④じっと座っていなければならない場面で、強い苦痛や退屈を感じてしまう。
⑤その場の感情や思いつきで行動してしまうことが多く、あとで後悔する。
⑥そんなに話したいわけでもないのに、気づいたらしゃべりすぎてしまっていることがよくある。

⑦人の話を最後まで聞かずに、遮って話し始めてしまう。
⑧やらなくてはならないことがあるときに限って、別のことばかりしてしまう。
⑨期限のある物事が苦手で、いつも期限ギリギリか、間に合わないことがある。
⑩しなければならないことが多く、いつもパニックになって、どこから手をつけていいかわからなくなる。結局、中途半端で終わるか、現実逃避して投げ出してしまう。
⑪待ち合わせは、遅刻か、ギリギリになることが多い。
⑫夜更かしなど、生活リズムに深刻な問題があり、仕事の日にも遅刻することがある。

いかがでしょうか。

読み進むうちに「もしかしたら、私もＡＤＨＤ?」とドッキリしてしまった人もいると思います。それくらい、誰にでも多少はあてはまりそうな行動が含まれています。

そそっかしいといえば、『サザエさん』を思い浮かべる人も多いと思います。サザエさん一家を中心に描かれる日常のエピソードは、早とちりや勘違い、そそっかしさからの失敗談が多く、どれも、ある、ある、ある！　と共感できるものばかりです。

しかし、後で詳しく紹介しますが、この項目にあてはまることが多いからといって、即、

ＡＤＨＤとの診断がくだされるわけではありません。ＡＤＨＤの診断は、これらの行動にどの程度あてはまっているかだけではなく、本人や家族などの第三者から話を聞き、幼少期の様子がわかる客観的な資料や、様々な神経心理的検査の結果を踏まえて行われます。

次に、成人ＡＤＨＤのアイさんの事例で、大人のＡＤＨＤとはどのようなものなのか、さらに具体的に見ていきましょう。

幸せいっぱいのはずが……

アイさんは30代の女性です。

彼女は長い間一人暮らしをしていましたが、住んでいるアパートは足の踏み場もないくらい、とても散らかっていました。片づけができないため、鍵や印鑑や通帳、パスポートといった大事なものを何度も紛失しています。

そんなアイさんに、ある日、恋人ができました。でも、彼を家に呼んだことは一度もありません。散らかっている部屋を見られて、彼に嫌われたくなかったからです。

やがて、アイさんは彼と婚約し、同棲することになりました。アイさんは「これをきっかけにして、汚部屋の住人から脱出だ！」と決意しました。しかし、二人の部屋に自分の荷物を運び入れた時点で、アイさんは膨大な数の段ボール箱に圧倒されてしまい、引っ越しが終わってもなかなか荷ほどきに手がつけられません。毎日会社に着ていく洋服は、段ボール箱のすき間から引っ張り出す有様です。

彼は、アイさんに早く片づけるように言いますが、アイさんが一向に片づけようとしないので、けんかになることもあります。休日は片づけができないまま、彼と映画や買い物に外出してばかりいるので、疲れを癒しきれません。

数か月が過ぎても荷物を片づけられないため、彼から叱られることが増えたアイさんは、夜遅く帰宅するようになりました。そのうえ、寝る前にちょっとだけのつもりで始めたゲームにハマり、気がつくと徹夜になっていることもたびたびです。翌日、職場に遅刻ギリギリで駆け込むことも増えました。

また、アイさんは友達の間では有名な遅刻魔でした。友達と約束すると、いつも30分は遅れてしまいます。アイさんに悪気はなく、自分なりには急いでいるのですが、なぜか間に合わないのです。

それだけではありません。アイさんは、私生活だけでなく、仕事でも苦労していました。

アイさんは雑誌の編集をしていますが、毎月の締め切りに、いつも間に合わないか、間に合ってもギリギリの状態で仕事をしています。毎回、「今月こそ早めにとりかかろう」と思うのですが、別の仕事をしてしまったり、ほかにやるべきことが見つかったりしてしまい、気づけば毎月締め切り間際に残業して、何とか締め切りに間に合わせるという具合です。

その結果、毎月、締め切り前の2〜3日間は会社で徹夜作業をする羽目になっています。締め切りに間に合わないときは上司が手伝ってくれますが、印刷会社にも迷惑をかけてしまい、気持ちも沈みがちになります。「こんなきついのはもういやだ。来月こそは！」と決意を新たにしながらも、結局、毎月同じことを繰り返しています。

念願だった恋人との同棲生活——。仕事がきつくても、ふたりで幸せいっぱい……のはずでしたが、アイさんは職場でも家でもしんどくなってしまい、疲れ切っていました。

他方、ＡＤＨＤと診断されるときに参考とされる、アイさんの幼少期はどうだったでしょうか。幼少期のアイさんは、夏休みの宿題は決まって最後の日に泣きながらするのが恒例でした。また、学校の机の中はプリントや食べ殻などがぐちゃぐちゃに入っていて、なくし物もしょっちゅうでした。これは、大人になって自分の部屋が整理整頓できないことにつながっています。忘れ物をすることも多く、母親が何度も忘れ物を学校に届けてくれていたそうです。また、通知表では「授業中に私語が多い」と指摘されていました。

複雑に絡み合うADHDの特性

本章の冒頭で説明したように、ＡＤＨＤには不注意・多動性・衝動性の三つの特性があります。ＡＤＨＤの人によく見られる行動は、すべてこのいずれか、あるいは複数の要素にまたがったものです。

ＡＤＨＤの人によく見られる行動の「①しょっちゅう物をなくして、探してばかりいる」「②そそっかしくて、ミスが多い」「③忘れ物をすることが多い」は、不注意の特性です。アイさんは、幼少期からなくし物や忘れ物をしていました。大人になっても、それは続いています。

「④じっと座っていなければならない場面で、強い苦痛や退屈を感じてしまう」は、典型的な多動性からくる行動です。アイさんは幼少期に「授業中に私語が多い」と指摘されていました。まさに「じっと座っていなければならない場面」である授業中にじっとしていることができませんでした。

アイさんの事例の中ではあてはまるものはありませんが、「⑤その場の感情や思いつきで行動してしまうことが多く、あとで後悔する」「⑥そんなに話したいわけでもないのに、気づいたらしゃべりすぎてしまっていることがよくある」「⑦人の話を最後まで聞かずに、遮って話し始めてしまう」の三つは、衝動性から起こる行動です。

これらは、その場その場で起きる「こうしたい」という衝動を我慢できないことに起因しています。「⑥そんなに話したいわけでもないのに、気づいたらしゃべりすぎてしまっていることがよくある」は、「話したい」衝動というよりも、話をしている内容に対して、自分にこみ上げてくる感情を止められないために起きる事象です。

では、アイさんの場合、衝動性はないのでしょうか。

実は、アイさんの場合には、⑤～⑦とは違う形で衝動性にあてはまる行動が見られます。それは、「⑧やらなくてはならないことがあるときに限って、別のことばかりしてしまう」にあてはまる、整理整頓や片づけができないことです。仕事でも「⑨期限のある物事が苦手で、いつも期限ギリギリか、間に合わないことがある」にあてはまる状態になっています。

仕事の場合は途中で放り出すことができないので、「⑩しなければならないことが多く、いつもパニックになって、どこから手をつけていいかわからなくなる。結局、中途半端で終わるか、現実逃避して投げ出してしまう」ことにはなっていませんが、家の引っ越し荷物の荷ほどきがいつまでもできないままでいるのは、この⑩の状態と言うことができます。

これは、やらなくてはならないことに集中し続けることが難しいという「不注意」と、目の前の興味のあることに飛びついてしまい、やらなければならないことを計画的に処理できないという「衝動性」の二つの特性がミックスしています。

仕事では、決まった締め切り（納期）を抱えながらほかの業務も担当するということは、特別な業務形態ではありません。必ずしも締め切りのある仕事がギリギリになることが、このＡＤＨＤの特性ではないケースもあります。

しかし、計画的に物事を処理せずに「先延ばし」してしまうという悪い癖が習慣化して定着してしまっている場合には、ＡＤＨＤの特性が存在していると考えられます。

では、残る「⑪待ち合わせは、遅刻か、ギリギリになることが多い」や「⑫夜更かしなど、生活リズムに深刻な問題があり、仕事の日にも遅刻することがある」は、どの特性が関係しているのでしょうか。

いつも待ち合わせに遅れる人

アイさんは遅刻魔ですが、本人に悪気はなく、間に合わせようという気持ちはあるのに、なぜ間に合うことができないのでしょうか。

みなさんの周りにも、約束の時間にいつも遅れてくる人がいると思います。

たとえば、午前9時に東京駅で待ち合わせをしたとします。多くの人は、自宅から東京駅までかかる時間を逆算して、家を出る時間を計ります。そこから身支度の時間、朝起きなければならない時間などを計算して、出かける計画を立てます。

しかし、ＡＤＨＤの人で、「衝動性」の特性が強い場合には、事前に計画を立てません。「大丈夫！　急げば何とか間に合うだろう」という感覚だけで動きがちなのです。さらに「不注意」の特性があると、仮に計画を立てることができても、計画どおりに行動することができないことが多いのです。

先ほどの例で、朝7時に起きて、朝食を作り、8時に家を出るという計画を立てたとしましょう。計画どおりに起床して、朝ごはんに目玉焼きを作ろうと冷蔵庫を開けたとき、冷蔵庫の汚れを見つけてしまったとします。通常であれば、汚れのことは気にせずに朝食の準備に取りかかりますが、「不注意」の特性を持った人は、ここで掃除を始めてしまうのです。

掃除を始めると、面白いほどきれいになって、気分もすっきり。ところが、時計を見るともう8時半です。家を出る予定の時間を過ぎてしまっていました。目玉焼きも作れていない、朝食も摂れていない、身支度も全然できていない……。ＡＤＨＤの人の場合には、こういうことが起こりがちなのです。

この流れの中で、ＡＤＨＤの人には何が起きたのでしょうか。

まず、計画どおりに目玉焼きを作るという活動に対する集中が続きませんでした。冷蔵庫の汚れに注意が行ってしまったのです。朝食を摂って、家を出るという活動への集中が途切れ、冷蔵庫の汚れが落ちる面白さに没頭することへの衝動性がとめられず、過集中が起きてしまったのです。

「⑫夜更かしなど、生活リズムに深刻な問題があり、仕事の日にも遅刻することがある」も、ほぼ同じような背景で生じています。アイさんが徹夜でゲームをしてしまうのも、過集中を起こしているためです。生活リズムの乱れは、翌日の予定を計画通りに実行できない不注意の特性によるものです。

このように、ＡＤＨＤの特性は、整理整頓ができないことや、待ち合わせの時間にいつも遅刻してしまうといったプライベートな場面だけでなく、仕事でいつも締め切りギリギリになってしまうなど、多くの場面に影響を及ぼしていることがわかっていただけたと思います。

他人事ではないＡＤＨＤ

高次の脳機能の発達とＡＤＨＤ

前節でＡＤＨＤは「先天性の発達障害の一種」と説明しました。発達障害とは、先天的に脳神経の発達に偏りがある状態を指します。

現在、ＡＤＨＤの原因として最も有力視されているのは、アメリカの発達障害の専門家トーマス・ブラウンが提唱した「実行機能障害仮説」（『Attention-Deficit Disorder Scales : Manual.』１９９６年）です。

脳には実行機能と呼ばれる高次の脳機能がありますが、この機能に障害があるためにＡＤＨＤの症状が起きているのではないかという仮説です。

この仮説についての詳しい説明は第２章に譲りますが、この仮説によれば、ＡＤＨＤの人によく見られる行動は、程度の差こそあるものの、誰もが持っている特性であることも説明ができます。なぜなら、高次の脳機能というのは、生後、成人早期までに成熟していくものなので、未発達の部分がある状態は誰もが経験するものだからです。

しかし、高次の脳機能が発達していても、幼児期に主体的に行動することを学ばなかった場合にはＡＤＨＤの人に見られる行動をとる人もいます。つまり、実行機能が発達していても、個々の条件ではＡＤＨＤの人の症状と同じに見える行動が現れる場合もあるということです。

個人の問題にとどまらないＡＤＨＤ

成人ＡＤＨＤの人の大きな悩みのひとつは、規則正しい生活リズムで生活を維持することができないことだと言われています。決まった曜日にゴミを出すことや、三度の食事の支度や片づけ、あるいは掃除のように、単調で興味を持てないルーティンワークは集中力を維持することができません。

また、人間関係を長期間維持することが困難になりがちであることも大きな悩みです。家庭や職場で、毎日同じ場所、同じ人と顔を合わせることに退屈を感じるようになる特徴が、ＡＤＨＤの人たちにはあります。大人になるにつれ、自分の持つＡＤＨＤの特性が環境と合わない場合、深刻な不適応を引き起こします。

そしてＡＤＨＤ症状がもたらす影響は、こうした個々の問題にとどまりません。

アメリカが推定したＡＤＨＤ症状のために生じる業務のパフォーマンスの損失額は、国全体で約１９５億ドル（約２兆１５００億円）に相当するそうです（ロナルド・Ｃ・ケスラーら『National Comorbidity Survey Replication : NCS-R』２００６年）。

日本でも、成人ＡＤＨＤの診断を受けている人、その可能性のある人は、どの職場でも珍しいものではなくなっています。ということは、アメリカと同様に経済的な損失も考えられますし、医療コストの増大の問題と合わせて「様々なインパクトを職場に与える」（土屋・川上『成人ＡＤＨＤの疫学と職場におけるインパクト：米国ＮＣＳ－Ｒ調査から』２００７年）と言われています。学校ではミスをしてもテストの点数が悪くなるだけで済みますが、仕事という経済活動上のミスは周囲に与える影響が大きく、また、就労の継続にも深刻な影響をもたらします。

このように、成人ＡＤＨＤは職場の領域でも大きな問題となっていますが、職場よりも地域社会でより目立つ事例が存在します。

その端的な例が、いわゆる「ゴミ屋敷」です。専門的には「ためこみ症」と呼ばれていて、その背景には強迫性障害や認知症の存在の可能性もありますが、ＡＤＨＤも関係しているとも考えられています。前節のアイさんの例でもわかるように、片づけや整理整頓をともなう生活環境の維持管理は、実行機能に大きく関連するスキルで、不注意の特性です。また、多くのゴミ屋敷の主には自分が病気だという自覚がなく、治療を拒む例も多く見られます。

このように、ほかの問題や疾患の背景にＡＤＨＤが隠れている場合もあります。

気づきにくい二次障害

併存率が最も高い自閉スペクトラム症

18歳以上の成人ＡＤＨＤの診断を受けた人のうち、38・３％は気分障害（うつ病や双極性障害など）、47・１％は不安障害（不安や恐怖から生じるストレス反応やパニック発作など）、15・２％が物質使用障害（アルコールや薬物への依存をやめられないこと）を併存していることがわかっています（ロナルド・C・ケスラーら『National Comorbidity Survey Replication：NCS-R』２００６年）。

このように、ＡＤＨＤの症状そのものではなく、その症状が環境に適応することを阻害して引き起こされる精神疾患を、二次障害、もしくは併存症と呼びます。

中でも、最も併存率が高いのが自閉スペクトラム症です。

自閉スペクトラム症とは、ASD（Autistic Spectrum Disorders）とも言います。ADHDと同じく社会的コミュニケーションに障害があり、興味の範囲が限定されていることなどが特徴の発達障害の一種です。かつて「自閉症」と呼ばれていた障害や高機能自閉症、特定不能の広汎性発達障害やアスペルガー障害などを包括する幅広い様態を指します。

このように、幅が広く、また重症か軽症かといったようにどこかではっきりと線引きできるわけでなく、グラデーション状に連続して分布していることから「スペクトラム」という言葉が使われています。ADHDや自閉スペクトラム症などの発達障害のことはまだまだ知られていないせいもありますが、この二つが併存していることを本人が気づいていないことも多くあります。

ADHDの人は空気が読めない？

私が成人ADHDの診断を受けた人に人間関係についての悩みを聞くと、必ずと言ってよいほど「私は空気が読めないのでしょうか」という質問が出ます。

「空気を読む」とは、人間関係の中ではっきりと教えられたり、決められたりしているわけではないけれども、これまでの慣例や前後の流れから、その場でしていいことや悪いことを、自分の立場を察知して判断できることをいいます。「ＫＹ（空気が読めない）」という言葉が新語・流行語大賞にノミネートされたのは２００７年のことですから、この言葉が世に出てからもう10年以上が経ちます。

たとえば、家を新築した人が「近くに来たときは、ぜひ遊びにきてください」と言ってくれたとします。これだけでは具体的な日にちの提案や、実際に遊びに行く約束にまで話が及んでいません。よくある社交辞令に用いられる言葉ですから、そこから本当に遊びに行くかどうかは、どういう場面でその言葉が発せられたのか、あるいは言った方と言われた方の人間関係によります。

「今度、遊びましょう」も同じです。積極的に嘘をついたわけではありませんが、言葉どおりに実行に移すかどうかを確約した言葉ではありません。空気が読める人であれば、相手と自分との距離や関係性を考慮に入れて、その言葉を本気にしてよいかどうか考えます。そのうえで、「○月○日に食事に行きましょう」とか「こちらで宴席をセッティングしてお誘いしよう」というように段取りをつけていきます。

私たちは、通常、その言葉がどういう場面で発せられたものなのかを瞬時に判断していきます。一対一のときに発せられた言葉なのか、複数の人に対して発せられた言葉なのか、あるいは、その人とは初対面なのか、または良好な関係を築いているのか、ケースは様々です。

中には、単なる社交辞令として発せられた言葉であるにもかかわらず、それを額面どおりに受け取って本気で対応し、人間関係が悪化する場合もあります。「空気が読めない」と言われてしまうのは、そのようなときです。

これは言葉そのものの理解の問題というよりも、発言者と受け手との人間関係を理解しているかどうか、社会性の認知にかかわる問題です。

このような「空気の読めなさ」は、実はＡＤＨＤの特性に含まれていません。ＡＤＨＤの特性は不注意、多動性、衝動性であって、むしろ空気や文脈は読める方です。にもかかわらず、ＡＤＨＤの診断を受けた人の中で、かなり高い割合で「空気が読めない」という悩みを持っているのはなぜなのでしょう。

自閉スペクトラム症との併存

「空気が読めない」のは自閉スペクトラム症の特性です。

先に触れたように、ＡＤＨＤと自閉スペクトラム症の併存率は高く、「空気が読めない」ことに悩むＡＤＨＤの診断を受けた人の中には、自閉スペクトラム症が併存している例が多く存在します。

社会的認知や対人関係に障害のある自閉スペクトラム症の診断を受けている人は、「遊びにきて」という言葉を言葉どおりに受け取りがちです。誰が誰に言ったのか、その人と自分がどういう社会関係にあるかという認知が苦手なので、その部分をうまく考慮できず、自分がその人の家に遊びに行くほどの関係にあるかどうかを検討するという発想自体が思い浮かばないことが多いようです。そのため、中には、訪問を断られると、断られたのは自分が嫌われたからだと思い込み、付き合いをやめてしまう人もいます。その結果、他人とうまく付き合えず、さみしい思いをしている人もいるようです。

一方、ＡＤＨＤの人の場合、こうした行動を繰り返すうちに、何となく、いつも人付き合いがうまくいかないことは認知でき、どうしてそうなってしまうのかについても察しがついてきたりします。ただ、人付き合いでどうすべきなのかがわかっていても、自分の欲求や感情が抑えられずに対人関係を壊すような言動をしてしまうこともあります。

たとえば前述したように、家を新築した人から「近くに来たときは、ぜひ遊びにきてください」と言われたとき、よその新しい家を見てみたい、その人と遊びたいと思うと、その衝動を制御することができずに、「いつならいいですか？」「これから行ってもいいですか？」

と相手に迫るような行動をとってしまうケースが見られます。初対面の人に急に距離を縮めると奇妙に思われるときに、「わかってはいるけれども、やめられない」というＡＤＨＤの衝動性が出てしまうのです。

人間関係の形成過程でも、型通りの人付き合いをすることを退屈に感じたり、窮屈と感じたり、考えることが多くてパニックになる、じっとしていられないと感じてしまう場合には、ＡＤＨＤの特性が邪魔をして、社会に合わせた振る舞いを困難にさせることもあります。

では、ＡＤＨＤの人が自閉スペクトラム症を併発した場合はどうでしょう。人付き合いがうまくいっていないことが感覚的にはつかめるものの、なぜそうなってしまうのか理解するのが難しく、仮に誰かにアドバイスをもらえたとしても、わかってはいるのに、そうすべきとされる振る舞いをすることができないという苦しい状況になってしまうようです。

こうしてみると、「対人関係がうまくいかない」「空気が読めない」ことの背景の、どこまでが自閉スペクトラム症の特性に起因していて、どこまでがＡＤＨＤの特性に起因しているものかの区別は、なかなか難しいことがわかります。

２０１３年にＡＤＨＤや自閉スペクトラム症などの世界的な診断基準が改訂されるまで、ＡＤＨＤと自閉スペクトラム症が重複しているという診断は認められていませんでした。しかし、臨床医の間では「ＡＤＨＤと自閉スペクトラム症の両方に片足ずつ突っ込んでいる人が多い」と言われており、現在は併存が認められています。アメリカの研究報告では、ＡＤＨＤと診断された人のうち、43％に自閉スペクトラム症の特性が見られるとあります（ビョーン・ホフバンダーら『Psychiatric and psychosocial problems in adults with normal-intelligence autism spectrum disorders.』２００９年）。

ＡＤＨＤの特性はプラスにはたらくこともある

異性との対人関係にも特徴があることがわかっています。アメリカの心理学者ラッセル・バークレイらの研究（『Young Adult Outcome of Hyperactive Children：Adaptive Functioning in Major Life Activities.』２００６年）によれば、ＡＤＨＤの人とそうでない人を幼年期から青年期まで追跡したところ、ＡＤＨＤの人は、そうでない人と比べて早い時期に性交渉を持っていました。

また、ＡＤＨＤの人は避妊する人が少なく、性感染症にかかる割合はＡＤＨＤの人の方が4倍高いこと、ＡＤＨＤの女性の場合は20歳までに妊娠する確率が10倍高くなっていると報告されています。これは海外の研究結果ですので、我が国ではもう少し違う数字が出るのではないかと思いますが、私の臨床上の印象では、女性が交際早期の段階で望まない妊娠をしている率は高いように感じます。

人間関係の形成が困難なはずなのに、なぜこのような特徴があるのでしょうか。

ＡＤＨＤの人は、人見知りをせずに、非常に明るく社交的に振る舞えるのも特徴です。先ほどの社交辞令の例のような場合では、普通の人ならとても勇気がいることを言えたことで、話がとんとん拍子に進み、結果的に良い方向へ進む場合があります。チャンスを逃さないスピード感となって人脈が広がり、それをビジネスの成功という結果につなげることができる人もいます。

しかし、ＡＤＨＤの衝動性は異性関係でも同じように現れます。ＡＤＨＤの人は、後先を考えず、知り合って間もない異性と不適切な関係に陥ることが少なくありません。こうした行動も原因して、結婚や離婚といった人生において重大な決断も衝動的にしてしまいがちなのです。そのため、離婚率も高く、友人、同僚、雇用主との良好な関係を続けることが難しいことがわかっています（ガブリエル・ワイスら『Hyperactive children grown up (2 ed.)』１９９３年）。

このようなタイプのＡＤＨＤの人は「うまくいくのは、最初だけ。本当の私を知られてしまったら、みんな離れていく」と考えがちです。

初対面の相手を惹きつける魅力を持つＡＤＨＤの人ですが、その一方で、まめに連絡を取り合うことや、安定した情緒を維持することは難しく、人間関係を継続させることは苦手です。「マメさ」と「安定感」が大事であることについては認識していて、これまでの教訓から「今度こそ、マメに連絡するから」とか「今後はあんなイライラをぶつけることなんてしないから！」などといった決意はするものの、長期間にわたってＡＤＨＤの特性である衝動性をコントロールするのは至難の業です。そして、わかっていても衝動的に相手にキレるなどの失敗を繰り返し、実際に人間関係の破綻が続くと、相手に見捨てられるかもしれないという不安を抱くようになる人もいます。

また、相手に見捨てられて傷つくのを恐れるあまり、常に人間関係に対して距離を置いて、本当の自分を見せないように振る舞おうとする人もいます。けれども、本心では誰かと強く結びついていたいと願っているために、いずれの場合であっても、とても葛藤の強い状況に陥るのです。

このように、人間関係の継続が困難というのは残念な特質です。しかし、短期間で人との距離をぐっと近づけることができるＡＤＨＤの人の特性そのものは、決してネガティブなものだけではないことはおわかりいただけたでしょうか。

様々な二次障害の弊害

成人ADHDの難しさ

幼少期では、ＡＤＨＤの特性を持っている人でも、日常生活で親や友達がフォローしてくれたり、理解のある担任の先生に恵まれれば「いいよ、君のペースを大事にしていこう！」と味方になってくれることもあります。

しかし、こうした周囲のサポートが途切れて、社会生活の適応がピンチを迎えるのが思春期以降です。

進学や就職で親元を離れ、これまで時間を管理してくれていた親がそばにいなくなり、大学への履修届や、電気や水道使用料の支払い手続きなど、自分でしなければならない物事が一度に増えます。一人暮らしを始めた途端、夜更かしして朝起きられなくなると、授業やアルバイト、仕事への遅刻や欠席が度重なるケースは多く見られます。

期限のある提出物や支払いは、放っておくと学業や生活に支障をきたすようになります。

その結果、学校を留年、あるいは退学しなければならなくなったり、アルバイトや仕事なら、最悪、解雇されたりする場合もあります。支払いを忘れた電気や水道などのライフラインは止められてしまいます。

新社会人になるタイミングでは、ＡＤＨＤの人ではなくても環境の大きな変化についていけなくなって、精神的な不調が生まれるリスクが高くなります。遅刻やケアレスミスを上司から指摘されて、うつ状態になってしまう例や、不安が強くなりすぎて、出社しようとしても身体が動かない、動悸がするといった症状が出る例も珍しい話ではありません。とりわけ不注意や衝動性の特性を持つＡＤＨＤの人の場合には、仕事上のミスが起きやすいので、うつ状態や強い不安に陥りやすいと言えるでしょう。

危険度を増す二次障害

うつ状態がひどくなると、自殺願望が起きることがあります。衝動性の強いＡＤＨＤの人にとっては生命にかかわる危険な状態です。不安が強い人では、診察の予約を入れてもキャンセルして、治療から遠ざかってしまうことがあります。ストレスの源になっていた仕事の話をすると、激しい動悸と不快な汗が噴き出し、その夜は一睡もできなくなってしまい、次の治療に向き合うのがとても難しくなることもあります。

根本にＡＤＨＤが存在することがわかった場合でも、直ちにＡＤＨＤの治療を行うことができないことは、二次障害がもたらす大きな弊害のひとつです。

成人のＡＤＨＤと併存する障害はほかにもあります。

アルコールや薬物などの物質使用障害は、15・2％の高確率で併存していることがわかっていることは前述しましたが、これは、ＡＤＨＤではない人の有病率の3倍にあたります。

お酒を飲みすぎる行動そのものが嗜好や性格の問題ととらえられがちであるために、ＡＤＨＤが背景に隠れていることがわかりにくい事例です。

「過集中」の社会問題化

衝動性のところでお話しした「過集中」も社会問題化しつつあります。ドイツのルール大学ボーフムのビーレフェルト・マーティンらは、『Comorbidity of internet use disorder and attention deficit hyperactivity disorder. Two adult case-control studies.』（２０１７年）の中で、ＡＤＨＤの人はネット依存になりやすいという研究結果を発表しています。徹夜でゲームをした結果、翌日は睡眠不足で仕事がはかどらないという例が典型的です。

ギャンブルにのめりこむのもそうです。一度興味のあるものにハマってしまうと、何時間でも没頭してそのことばかりをしてしまい、寝食を忘れてしまうのです。これは、一部の研究者や芸術家など、専門職に多く見られるケースでもあります。個人的には、このような特性の人に９〜17時の働き方の枠を押し付けて才能を埋もれさせるよりは、多様な働き方のできる環境を整え、その人のペースで没頭できるようにした方が社会的にも望ましいと考えています。

さて、このような「過集中」はＡＤＨＤの人だけではなく、自閉スペクトラム症の人にも見られます。

私の友人の子どもは、本を読み始めると読み終えるまで、夕食の時間だ、風呂の時間だと叱っても親の言うことが耳に入らないと嘆いていました。また、ある人は新作のゲームが出ると、仕事を休み、不眠不休でプレーするのだそうです。

ＡＤＨＤの「長時間集中し続けるのが困難」という特性とは真逆です。

一般的にＡＤＨＤの人は、自分が興味を持ったもの（新奇性のあるもの）以外、繰り返しと正確さが要求される物事や義務でやらされる物事に対して、やる気を出すのが苦手です。それはたとえば、決まった日に分別をして出すゴミ出しや、日常の家事、手続き書類の記入や提出、子どもであれば計算ドリルや書き写しのような宿題などです。

ＡＤＨＤでなければ、興味もなく、面倒なことであっても義務感を抱いてやる気を出すことができますが、ＡＤＨＤの人にはそれができません。なぜでしょう。

現在のところ、それは脳の仕組みに違いがあるためであると考えられています。先にご紹介した実行機能障害だけではＡＤＨＤの特性について十分に説明しきれないため、脳の報酬系がうまくはたらいていないからではないかと考えられているのです。

ＡＤＨＤの人は、すぐに成果が得られるものには魅力を感じてやる気を出すことができますが、成果が出るまでに時間がかかるものには急激にやる気をなくしてしまうことが、脳の報酬系の研究からわかっています。このことを専門的には「報酬遅延勾配が急である」と言います。

中でもギャンブルやゲームといったものはＡＤＨＤではない人でも楽しく、エキサイトしますが、ＡＤＨＤの人は特に没頭しやすい傾向が高いのです。

治療を考えるタイミング

ひとつのことに打ち込める充実感はとても貴重で楽しいものでしょう。これが読書や研究の場合であれば素晴らしい結果を生み出すかもしれません。しかし、そのために生活のリズムや仕事、人間関係が壊れていくような場合には、専門家のサポートを受けながらの本格的な治療を考えた方がよいと思います。

海外の大規模な調査研究では、さらに多くの問題が報告されています。

アメリカの心理学者ラッセル・バークレーら多くの研究論文によると、ＡＤＨＤの人は、ＡＤＨＤではない人と比較すると、学歴、就業率が低く、給料が少ない、仕事の評価でマイナス評価を受けやすいことがわかっています。また、離婚率・転職率も高く、人間関係の満足度は低い水準にあります。他の精神障害や物質使用による併存症のリスクも高く、日常生活で必要なことを遂行する能力の問題を訴える割合も高くなっています。

このように、大人のＡＤＨＤの人には、学業、仕事、家庭、友人関係、異性関係など、生活の様々な側面で困難を抱えがちなのです。

しかし、前節でも少し触れましたが、ＡＤＨＤの特性はすべてがネガティブではありません。ほかの人が真似できないような仕事をして活躍している人もいますし、自分の魅力を発揮して幸せな対人関係や家庭を持っている人もたくさんいます。

つまり、ＡＤＨＤの診断を受けたとしても、生まれ持ったＡＤＨＤの特性をすべて打ち消そうとする必要はないということです。プラスの部分を活用しつつ、ＡＤＨＤと付き合っていくことは決して不可能ではありません。

見過ごされる女性のＡＤＨＤ

潜在する成人女性のＡＤＨＤ

ＡＤＨＤの子どもの有病率は約５％で成人の倍以上ですが、男女比では男性が圧倒的に多い数字となっています。

これは、女の子に比べ、男の子のＡＤＨＤは、多動性や衝動性からくる粗暴な態度に親が問題意識を持ち、病院で診察を受けることが多いからではないかと分析されています。また、診断基準もこうした背景から男性を基準に作成されたものだからだという指摘もあります（ケスラーら『The prevalence and correlates of adult ADHD in the United States : Results from the national comorbidity survey replication.』、２００６年）。

近年の研究で、大人になってからも50％以上はＡＤＨＤの症状が残っていることがわかり、成人でＡＤＨＤを疑って受診する人は増えていますが、第３章で詳しく解説する精神疾患を診断する際に使用されているＤＳＭ－５（『アメリカ精神医学会による精神疾患の診断と統計のマニュアル（Diagnostic and Statistical Manual of Mental Disorders）』最新版２０１３年）によれば、成人での男女比でも男性の比率が０・４ポイント減になった程度で、やはり男性の方が多い数字になっています。

しかし、２０１０年以降に行われた世界中の成人ＡＤＨＤの人を対象にした治療研究では、参加者の７〜８割が女性でした。成人における有病率の性差は、まだ一致した調査結果が出ていませんが、成人女性には、ＡＤＨＤであったとしても未受診の状態の人がかなり多く潜在しているのではないかと推測されます。

幼年期の女の子のＡＤＨＤは、絶えず目の前の集中すべきことではなく、ほかのことを空想しているとか、おしゃべりといった別の表現型をとることも多く、診断基準でも拾い上げにくいといった指摘もあります。そのため、「ちょっと変わった子」で済まされてしまい、見過ごされてきただけだとすると、この男女比もこれまでとは異なる数値が出てくるようになるのではないかと考えられます。

私は、ほかの子と違う

ミサさんは、小さいときから「私は、ほかの子と違う」という思いを抱えて過ごしてきました。

小学生のころのミサさんは、ほかの女の子が身の周りをきれいに整えていて、忘れ物もなくきちんとしているのに、自分だけがいつもプリントをなくし、ハンカチを忘れてしまいます。授業は退屈でたまらず、教室の中を歩き回ることはしませんが、いつも頭の中は空想でいっぱいでした。もしもこうだったら、ああだったら、と頭の中を常に忙しくしていないと、じっと座っていられませんでした。

当時は、みんなそんなものだと思っていましたが、大人になってから周囲に聞いてみると、そんなに四六時中いろいろ考えごとをしていないと気が済まないのは自分くらいでした。

中学生のときに家庭訪問に来た担任の先生が、家でのミサさんと学校でのミサさんの姿があまりに違うことに驚いたのだそうです。ミサさんの部屋は、足の踏み場もないほど散らかっていました。ミサさんはそのことでよく母親に叱られていましたが、結局、部屋を片づけるのは母親で、学校への提出物は、心配した母親が毎日、口酸っぱく注意をし、鞄の中を点検していてくれたおかげで遅れずに提出できていました。

生活態度を親から注意されても、なかなか改善できず、いつも「言っても身につかない」とあきれられていました。学校の成績は優秀で、大きな問題を起こすことはありませんでしたが、学生時代のミサさんは、「社会人になるのが怖い」と思っていました。

実際、ミサさんは社会人になってからも、自分ひとりで朝起きて、支度をして、決められた時間までに出社するということが非常に苦手でした。これは大学生になったときに初めて実感したことですが、これまでは親元で暮らしていたので、そうしたことが明るみに出なかっただけであり、ミサさんは生活のリズムに大きな問題を抱えていました。

仕事に対しても、同じことの繰り返しで飽きてしまうのではないか、うんざりして辞めたくなるのではないかと心配していました。ミサさんは学生時代にアルバイトをいくつか経験しましたが、どのアルバイトも１か月もすると、行く前にどうしようもないくらい気分がどんよりして、やる気が起きず、どれもあまり長続きしませんでした。

結婚は、もっと心配でした。今だって朝ご飯も食べずにバタバタと飛び起きて仕事に出かけているのに、家族のために毎朝ご飯をつくることができるとはとても考えられなかったと言います。ただでさえ絶対無理と思っていることが、一生続くと思っただけでめまいがしそうでした。

ところが、こうした心配事を女友達に話してもあまりピンときてもらえませんでした。「そのうち慣れるんじゃないかな」とか、「完璧にできなくていいのよ」などと慰めてはくれるのですが、ミサさんと同じような危機感を持っている人はおらず、共感を得ることはできませんでした。

子どもの発達相談で気づく母親のＡＤＨＤ

ミサさんのような経緯を辿っていると、普通の人に比べて漠然と生きづらいと感じる人は多いと思うのですが、だからといって精神科を受診しようというところまでに思い至るかというと、決してそんなことはありません。

最近、増えているのは、子どもの発達相談に来た親が、子どもの診断を通じて、自分もＡＤＨＤかもしれないと気づく現象です。

今の子育て世代の親が子どものころは、ＡＤＨＤはまだ社会的に広く認知されていませんでした。多少は知られていたとしても、そういう子どもは授業中に教室の内外を歩きまわって、先生の言うことを聞かないなど、軽めの問題行動と見なされていた時代です。ミサさんの幼少期のように、表立って行動に現れない多動は、外見では判別できないために問題視されてきませんでした。そのため、女の子のＡＤＨＤは見逃されやすい傾向にあったのではないかと言われています。

私のところに相談に来られた女性の成人ＡＤＨＤの人は、こうおっしゃっていました。

子どもが生まれるまでは、世間から見れば何とかなっていたんです。でも、もう手に負えなくなりました。こんなの初めて。

障害がない人にはなかなか理解しづらいことかもしれませんが、ＡＤＨＤの人が抱えている様々な生活上の困難というものは、本人のちょっとした気づきや精神力だけで埋められるものではありません。症状を放っておいたら「できないこと」を、社会生活に支障をきたさないように工夫して過ごしてきたということは、物事の理解力やアイデア、行動力など、別の高い能力を発揮してカバーしてきたということを意味します。

育児はＡＤＨＤではない人にとっても大変なことです。ただでさえ、自分の生活をまわしていくことにアップアップしているところに、子育てというさらに大きなミッションが加わるわけですから、「手に負えない」という言葉が出ても不思議ではありません。

しかし、こうした頑張りや危機感は、障害がない人にはなかなか理解してもらえないことが多いのです。ミサさんの例のように、同性で同年代であっても、ＡＤＨＤという障害の理解が進まないと、気力や活力、気分の問題として見逃されてしまいがちです。

そうした意味で、ＡＤＨＤの周知が進む今の潮流は、これまで見逃されてきた事態を確実に変えつつあると思います。

ＡＤＨＤについて、「昔はこうした人たちを診断してレッテルを貼ることはなかったのに、どうして今になってレッテルを貼ろうとするんだ？」という批判もあります。

しかし、これまでＡＤＨＤと診断されずに生きてきた人たちは、自分は周りとは違う、どうして、みんなみたいにちゃんとできないんだろうと自分を責め続けることしかできませんでした。そのために、就職や結婚を「手の届かない夢」とあきらめてしまうことが多々あったと想像できます。自尊心が傷つくだけで人生が終わってしまうなんて、悲しいことではないでしょうか。

ＡＤＨＤの人たちは、生きてきた年数分だけ、周りとの違和感、生きづらさを十分体感してきています。診断を受けることは、これまで医学が積み重ねてきた知見に基づく治療や対応方法を得ることであり、違和感や生きづらさを軽減していく第一歩になるのです。

第2章

ADHDの原因

ＡＤＨＤの歴史

「非道徳的な行動」

１８４５年にドイツで刊行され、今も「しつけ絵本」として読み継がれている『ぼうぼうあたま（Der Struwwelpeter）』という絵本があります。

この絵本には短い十数編の物語が収録されていますが、この中で描かれている子どもの行動には、ＡＤＨＤの子どもに見られる行動にあてはまるものが含まれています。

たとえば、『行儀の悪いフィリップ』の主人公の少年フィリップは、じっとしていることができません。両親は何度も注意をしますが、言うことを聞かず、椅子ごとひっくり返った拍子にテーブルクロスを引っ張って、食事を台無しにしてしまいます。

この絵本を書いたのは、ドイツの児童精神科医ハインリッヒ・ホフマンです。しかしホフマンは、この絵本でＡＤＨＤの子どものことを書こうとしたわけではありません。３歳の長男のクリスマスプレゼントのために絵本を探していましたが、ちょうどよい絵本が見つからず、ホフマン自身の診療経験から、教育の難しい３〜５歳の子どもに効果のあった物語を綴ったと述べています（『ぼうぼうあたま』（日本語版）「初版（1936年）あとがき」銀の鈴社、2006年　28頁）。

当時、フィリップのようなADHDの子どもに見られる行動は「非道徳的な行動」として扱われていました。

医学上に登場したADHD

さて、医学論文で初めて子どもの行動を症例として報告したのは、イギリスの医師・ジョージ・フレデリック・スティルで、1902年になってからです。

スティルは子どもの症例を問題の行動の原因別に分類して検討し、こうした行動は知的障害の有無や身体疾患とは関係がなく、何らかの脳の障害や遺伝的素因が原因なのではないかと結論しています。その後、研究者の間では、ADHDの人に見られる行動は早期に受けた脳損傷によって引き起こされるのではないかと考えられるようになりました。

1908年にはイギリスの犯罪学者アルフレッド・フランク・トレッドゴールドが、早期に発生した未検出の軽度脳損傷「脳微細損傷（MBD=minimal brain damage）」という原因仮説を発表します。この説は、1917年に北アメリカ地域でウイルスを原因とする流行性のエコノモ脳炎の後遺症（脳炎後行動障害）がＡＤＨＤの状態と類似していたことから、有力な原因として支持されました。

しかし、その後、脳の外傷や、流行性肺炎・はしかなどの伝染病の既往がない場合でもＡＤＨＤの状態を示す子どもがいることが判明し、生後に受けた脳損傷を原因とする説は下火になっていきます。

この段階では、実際に脳の損傷があったかどうか、脳のはたらきを診るための神経心理学検査をするといった証拠によって明確に原因が裏づけられていたわけではありません。その後、原因と考えられる有力な仮説がない状態が続きましたが、１９０８年以降、ＡＤＨＤの人に見られる行動をしつけの不足や怠け癖などの「道徳的統制の欠如」と見る考え方は否定されるようになりました。

診断の基準をめぐって

１９５０～１９６０年代になると、ＡＤＨＤの原因として「脳微細機能障害（MBD＝minimal brain dysfunction）」が提唱されますが、１９７０年代になっても原因となる脳機能障害は特定されませんでした。

ＡＤＨＤを巡る医学会の状況が現在に近づくのは、１９８０年代のことです。

世界で統一した診断基準を定めようという動きにともない、それまで様々な疾患は原因や因果関係に着目していましたが、病態（症状など）そのものに着目するように変わりました。そこで、ＡＤＨＤも原因からではなく、その人に現れている症状を軸にとらえるようになったのです。

第3章で詳しくお話ししますが、ＡＤＨＤの診断に用いられる、アメリカ精神医学会が公表した『アメリカ精神医学会による精神疾患の診断と統計マニュアル』（前掲）という資料があります。１９８０年5月に公表されたこの資料の第三版（以下、ＤＳＭ‐Ⅲ）から、ＡＤＨＤに対して、行動面の特徴を基にした「注意欠陥障害（ＡＤＤ）」や「特異的発達障害（広義の学習障害）」という名称が用いられるようになります。

この段階では、多動よりも不注意の症状があることが診断の基準とされていました。

現在の名称に近い「注意欠陥・多動性障害（ＡＤＨＤ）」という名称が登場するようになるのは、１９８７年に公表されたＤＳＭ‐Ⅲ‐Ｒからです。しかし、この段階でもまだＡＤＨＤは発達障害の一種ではなく、反抗性挑戦性障害、素行障害などと同じグループに分類され、「行動と衝動性の障害」であるととらえられていました。

「注意の側面」に着目した研究

１９８０年代に入ると、診断基準の整備と同時に、神経心理学的な検査によってＡＤＨＤの原因を特定しようという流れが起こりました。この頃は、「ＡＤＨＤは注意を持続できないから、一定の時間の集中を要するテストで成績がふるわないのではないか」という仮説が立てられ、ＡＤＨＤの「注意の側面」に着目した様々な研究が行われました。

「注意の側面」には、選択性、分配性、持続性の三つの要素があります。

注意の選択性とは、たとえば、大勢の乗客がいる地下鉄の車内で、目の前の人との会話の内容に集中するという場面ではたらく注意力です。電車の雑音やアナウンス、他の乗客のおしゃべりなど、たくさんの刺激の中からひとつを選択して集中する力のことです。

注意の分配性とは、車の運転をしているときにラジオを聴くというように、同時に別々の物事に対して注意を分散できる力があるかどうかです。

そして、注意の持続性は、集中が続くかどうかという点です。

多くの研究者は、ＡＤＨＤの人はこれらの「注意の側面」に何らかの問題があるのではないかと予測しました。しかし、ＡＤＨＤの人と、そうでない人との間で注意に関するテストの成績に差は見られませんでした。つまり、ＡＤＨＤの原因は「注意」の問題ではなかったのです。

初めての認定

１９９４年に公表されたＤＳＭ‐Ⅳでは、「多動（衝動）」と「不注意」の両方がＡＤＨＤの中核的な症状であるとされ、これらの症状が7歳になる前からどれくらい現れていたかを項目に照らして判断し、「多動―衝動型」「不注意型」、両方の項目を満たす「混合型」という分類がされるようになりました。

また、ＤＳＭではＡＤＨＤは発達障害と認められていませんでしたが、福祉領域ではＡＤＨＤは発達障害のひとつであろうととらえられていました。我が国では、２００５年に施行された発達障害者支援法で、ＡＤＨＤを発達障害の代表的なひとつであると定義しています。

そして、２０１３年に公表された最新版のＤＳＭ‐５（第４版まではローマ数字が、第５版からはアラビア数字が正式な表記となった）で、初めて明確にＡＤＨＤが「発達障害」の一種であると位置づけられ、名称が「注意欠如・多動症」となり、現在に至ります。

アメリカ精神医学会は「科学者はまだＡＤＨＤの原因を特定していない」（https://www.psychiatry.org/patients-families/adhd/what-is-adhd）としていますが、ＡＤＨＤの原因に遺伝的な要因と神経生理学的な要因とが指摘されるようになっていることを踏まえたうえで、「ＡＤＨＤの発症に寄与する他の要因には、早産、脳障害および母親の喫煙、アルコール使用または妊娠中の極度のストレスが含まれる」とも述べています。

一部には食品添加物や、特定の食品が原因にあるのではないかと考える人もいるようですが、まだ一致した見解は出ていません。

遺伝的な要因と神経生理学的な要因

高い遺伝率

ＡＤＨＤの原因について、血縁、一卵性と二卵性双生児、養子縁組をした家族におけるＡＤＨＤ症状の有病率に焦点を当てた研究から、ＡＤＨＤの遺伝率は80％近くであることが判明しています。この数字は、ＡＤＨＤの発症にかかわる様々な要因のうち、80％近くが遺伝によって説明されるということを指します。

これを受けて、１９９０年代以降は、何が遺伝しているのかという視点から、脳の構造やはたらきがＭＲＩやｆＭＲＩなどの脳画像技術を用いて研究されるようになりました。その研究から、ＡＤＨＤの人は、危険を察知するときに必要な右半球が小さい、脳の形態が定型発達の人と異なる、自己コントロールを掌る前頭葉の活動が低いことが指摘されています。こうした脳の特徴のために、ＡＤＨＤの人は衝動的な行動になりやすいのではないか、優先順位をつけて計画を立てるのが難しくなっているのではないかと言われています。

そこで有力視されるようになってきたのが、実行機能障害が原因ではないかという仮説です。

実行機能障害仮説

現在、ＡＤＨＤの原因として最も有力なのが、前述したアメリカの発達障害の専門家トーマス・ブラウンによる実行機能障害仮説です。

実行機能とは、計画を立て、その計画どおりに集中（覚醒）することの維持、別の刺激に飛びつくことを抑制するプロセスに関わっている高次の脳機能のことです。この実行機能に関連する前頭前野などの脳のいくつかの部位は生後十分に発達しておらず、成人早期までかけて成熟すると言われています。そして、生後、実行機能の発達が遅れたことで起きる状態がＡＤＨＤなのではないかと言うのです。

たとえば、まだ脳の高次な機能が十分に発達していない幼児が、着替えを取りにいったはずの自分の部屋で、目についたおもちゃに心を奪われ、着替えのことを忘れて遊んでしまったきりになる……こうした不注意の特性は、年齢相応と言えます。このような行動は、成人に近づくにつれ、実行機能の発達とともに徐々に収まっていくと考えられます。

大人のＡＤＨＤでよくある行動のひとつに、翌朝の早い時間帯に予定が入っているのがわかっているのに、前の日の夜、いつまでもゲームやスマホをやめられず、遅刻をしたり、寝不足で次の日の予定をこなせなくなったりするという例があります。実行機能はこのような場面で、スマホやゲームをやめて明日に備える過程ではたらくはずなのですが、ＡＤＨＤの人の場合は、それができないことが多くあるということです。

しかし、ＡＤＨＤの原因が実行機能の発達障害が原因だとしても、遅刻や忘れ物など、この実行機能だけでは説明ができないという指摘もあります。

ＡＤＨＤでも適応できる場合がある

幼少期に大きな不適応がない場合にも、「実行機能の社会的な必要に迫られる青年期〜成人期に障害が顕在化」（ラッセル・ラムゼイ『Cognitive-Behavioral Therapy for Adult ADHD : An Integrative Psychosocial and Medical Approach (Practical Clinical Guidebooks)』２００７

年）することが多くあります。

実際、青年期以降の社会生活では自立することが求められます。これまで親や先生がカバーし、子どもだからと大目に見てもらえていたことがそうはいかなくなって、適応できなくなって初めてＡＤＨＤと診断される人が多くいるということです。

しかし、ブラウンは「多くの場合、非常に寛容な環境や実行機能障害の影響を埋め合わせるような『足場』に恵まれれば」（トーマス・ブラウン『Attention deficit disorder : The unfocused mind in children and adults.』２００５年）適応することができると述べています。

「非常に寛容な環境」とは、ＡＤＨＤの特性を最大限に活かすことのできる環境、ＡＤＨＤの特性によってミスが生じたとしても大した問題にならないような環境など、ＡＤＨＤの人も、周囲の人も、ＡＤＨＤの症状によって困らない環境や状況を言います。

たとえば、多少時間にルーズさがあっても許容されるような勤務形態、相手との距離を早く近いものにする交渉力が求められるポジションなどです。

つまり、「実行機能障害の影響を埋め合わせるような足場」とは、ＡＤＨＤの人の周囲の人が能力を引き出すのに適した接し方をすることや、助言を与えること、仕事の分担の仕方を工夫するなどです。周囲のはたらきかけだけではなく、ＡＤＨＤの人自身が、自力で実行機能障害の影響を埋め合わせる行動を身につけることも「足場」と言うことができるでしょう。たとえば、小学生時代は忘れ物が多く、夏休みの宿題も間に合ったことがないＡＤＨＤの子どもでも、保護者や教師の工夫や助言を受け入れることでリカバーできるようになることがあります。自力で自分に合った方法を編み出して実行に移せる子どももいます。

こうしたことができる人の場合、中学生になるころにはそれらの面に関する実行機能の問題が解消されていることもあります。学生時代は遅刻の常習犯だった人が、社会人になってからほとんど遅刻をしなくなった、一人暮らしの間は部屋の片づけができなかった人が、家族ができてからは何とか過ごせているという例も珍しくありません。

実行機能障害の影響を埋め合わせるような「足場」を作るには、周囲や本人が忘れっぽさ、計画立案能力の弱さ、衝動性の高さに気づいていることが前提です。子どもの場合でも、忘れ物や提出物が遅れたために、人前で恥をかくなどネガティブな経験をしたことがきっかけで奮起するようになったことなどが考えられますが、生きづらさを感じる人では「足場」を作ることができずに苦しむ場合もあります。

こうした「足場」を作る行為は、ＡＤＨＤの症状自体を変えるというよりも、そこから生じる問題に対処できるようにする行為と言うことができます。この後、詳しくお話しする認知行動療法による対処法は、「実行機能障害の影響を埋め合わせるような足場」を作るということだと考えると、とてもわかりやすくなるのではないかと思います。

ＡＤＨＤの状態が起きるプロセス

三重経路モデル（triple pathway model）

イギリスの心理学者エドモンド・ソヌガ・バークらは、ＡＤＨＤの子ども71名、その兄弟71名（うち65名はＡＤＨＤではない）、ＡＤＨＤではない子ども50名を対象に、９種類の神経心理学検査を行い、その結果を分析しました（『Beyond the dual pathway model : evidence for the dissociation of timing, inhibitory, and delay-related impairments in attention-deficit / hyperactivity disorder.』、２０１０年）。

神経心理学検査は、子どもでもできる簡単なゲームのプレーの結果を用い、実行機能など脳の高機能の障害について、具体的な内容を知る検査です。バークらが行った研究は、ＡＤＨＤの原因そのものではなく、脳でどのような障害がどの程度起きているのかという、症状が起きるプロセスに関するものです。

その結果、バークらはＡＤＨＤの子どもが持つ三つの特性を明らかにしました。

その三つとは、抑制制御の障害（Inhibitory control）、報酬遅延の障害（Delay aversion）、そして、時間処理の障害（Temporal processing）です。

このバークらの説は「三重経路モデル」（triple pathway model）と呼ばれています。まだ仮説の段階ですが、このモデルを使うとＡＤＨＤの症状もよりわかりやすくなり、診断や治療戦略も立てやすくなります。順に見ていきましょう。

抑制制御の障害

抑制制御の障害（Inhibitory control）とは、ほかに気がそれてしまい、本来、集中しなければならない課題に集中することができない障害です。

検査では、ストループ課題をはじめとする複数の課題を使って、「うっかり別なことをしそうになるのを我慢する」、つまり抑制制御の力を測定しました。

子どもたちに実際に行ってもらったのは、コンピューターの画面上の表示に従ってマウスのボタンをクリックするというゲームです。

画面に緑色の矢印が表示されたときは、矢印と同じ方向にあるボタンをクリックします。

しかし、画面に赤色の矢印が表示されたときは左右が逆になります。つまり、赤い右矢印が出た場合に、うっかり右側をクリックしそうになるのを抑えて左側をクリックできるのかを調べたのです。その結果、ＡＤＨＤの子どもたちだけが、この課題ではいい成績をとることができませんでした。

具体的に、この抑制制御の障害によってどういう症状が引き起こされるかを見てみましょう。

・目の前の課題以外に気をとられて起きる……ケアレスミス
・ほかのことに気を取られて、聞くべきことに集中できない……聞き漏らし
・刺激に対する反応を抑制できない……先走った行動をする
・出かけることが先に立ち、持ち物を確認することができない……忘れ物
・所定の位置に置く前に、ほかの活動に気をとられてしまう……なくし物
・予定していた課題よりもほかの興味のあるものに飛びつく……計画的に仕事ができない

これらは、ＡＤＨＤの症状の中で「不注意」から起こる症状と言われるものですが、どういった障害によってその不注意が起きていたかが、ブレーキが利きにくい抑制制御の障害で

説明することができます。

報酬遅延の障害

報酬遅延の障害（Delay aversion）は、すぐに手に入る報酬を好む特性を言います。すぐに結果が出るゲームに心を奪われるのは誰にもある傾向ですが、ＡＤＨＤの子どもにおいてはこの傾向がより顕著に見られることがわかりました。

研究で行われた課題は、宇宙船を撃ち落とすゲームです。宇宙船を撃ち落としてゲットできる得点には二つのパターンがあります。

① ２秒待つと、１回で１隻の宇宙船を撃ち落とせる。１ポイント（低報酬）
② 30秒待つと、１回で２隻の宇宙船を撃ち落とせる。２ポイント（高報酬）

時間制限はありませんが、宇宙船を撃つチャンスは15回と決まっています。
合計得点に応じて、ご褒美を１個または２個もらえるというルールですが、何点を取ればご褒美を２つもらえるのかは教えていません。子どもがご褒美を２個もらうには、より多くの点数を取らなければなりません。

最も高い得点を取るには、②の高報酬のパターンを15回繰り返すことです。しかし、この方法では、15回を撃ち落えるには７分半（４５０秒）もかかるうえ、１回につき30秒待たなければなりません。高報酬は得られますが、報酬を得るまで①より時間がかかります。

ＡＤＨＤの子どもでは、②の１回ごとに30秒待つパターンを選ばず、１分足らずでゲームを終えることができる①の２秒ごとに１回撃てる方を選ぶ子どもが多く見られました。ゲーム全体を通じて、高得点で「多く」ご褒美をもらうことよりも、「早く」得点をゲットして、「早く」ご褒美をもらえる方を選択する傾向が見られたのです。

このテストからわかってきた報酬遅延の障害には、二つの傾向があることがわかります。ひとつは、「報酬遅延課題を嫌う」傾向です。結果が出るまで時間がかかる物事を嫌い、集中を継続できない傾向です。

具体例を挙げると、植物の観察日記のように一定期間の継続が必要な物事を継続することができません。毎日続けなければ結果が出ない物事については、集中力が途切れるのも早いのです。新奇性のあるものは最初だけはやる気を出しますが、１回ごとの結果が小さいと、長期間続けるうちに新奇性が薄れ、続けるのを嫌がります。

二つめは、我慢ができないことです。専門的には「即時報酬課題を好む」という言い方をします。ＡＤＨＤの人にありがちな「質問が終わる前に答え始める」行動は、答えを話すのを待つことができないために起こります。相手の話を遮って自分の話をするという行動も同じです。

一見、まったく異なる行動のように見えますが、ゲームやギャンブルに「過集中」するのも同じ傾向から発生している行動です。すぐに結果が出、刺激的な結果（報酬）が得られるゲームやギャンブルは好きな課題なので長く続けることができるのです。

時間処理の障害

時計を使わずに一定の時間を当てるゲームをしたことはありませんか？

お料理が好きな人であれば野菜や麺を茹でる時間、一人暮らしでカップラーメンのお世話になることが多い人なら、「3分間は任せて！」という人もいるかもしれません。

時間処理の障害（Temporal processing）とは、時間の経過を感覚的につかむ能力にかかわる障害です。

子どもたちには次のようなゲームをしてもらい、検査を行いました。

まず、子どもたちに、１・２秒おきに出る音に合わせてボタンを押してもらいます。それを15回繰り返した後、16回目からは音に頼らず自分の感覚で、最初の15回と同じ間隔でボタンを押すことを41回繰り返してもらいます。

41回ボタンを押し終わったときの正確な時間は49・２秒です。研究では、子どもたちがボタンを押し終えた時間が、この49・２秒とどれだけずれているかに注目しました。

その結果、ＡＤＨＤの子どもでは、ＡＤＨＤではない子どもに比べて、16回目から後のボタンを押す間隔が実際の時間からずれていき、最終的に実際の時間からのずれが大きくなっていました。このことから、ＡＤＨＤの子どもは、時間に対する感覚が正確でないのではないか、そのことが次のような症状を引き起こしているのではないかと考えられています。

たとえばどこかへ行く場合、ある駅からある駅まで行くのにかかる所要時間は誰でも調べることができますが、家から最寄り駅まで、あるいは駅についてから電車に乗るまで、電車を降りてから目的地までにどれくらいの時間がかかるのかについては、その人でないとわかりません。この時間感覚が、ＡＤＨＤの人の場合、ずれていることが多いのです。

一定量の仕事にかかる時間の予測も、自分では10分で終わるという感覚が、実際には30〜40分かかるということが多いために、必然的に遅れを出す結果を招いてしまう。これが、時間処理の障害が引き起こす行動となって現れるのです。

三重経路モデルで問題行動を分析する

一人暮らしで生活が一変

ヒトミさんは大学に入学したばかりの19歳の女性です。

進学を機に初めて親元を離れ、一人暮らしを始めました。

一人暮らしを始めてすぐ、彼女はアパートの鍵を紛失してしまいました。また、電気やガス料金の自動引き落としの手続きをしていなかったので、翌月、電気もガスも止められてしまいました。それだけではありません。授業の受講のために必要な履修手続きも先延ばしにしていたため、期限までに間に合わず、授業を受けることができませんでした。

ヒトミさんのような大学の新入生は、毎年、一定の割合で存在します。初めての一人暮らしでは、それまで親がしてくれていたことを自分でしなければならず、望まないルーティンワークや手続きなどが増えます。大学も、住まいも新しい環境ですから、慣れるまでには不安に陥ることも多くあります。

ヒトミさんは、昔からそそっかしいところがあり、学校でも忘れ物や提出物の遅れは珍しくありませんでした。そのため、ヒトミさんの母親はずっと彼女の持ち物や提出物のチェックをしてあげていました。手続きなども母親がしていたそうです。

そのため、彼女は高校卒業までは大きなつまずきを経験していませんでした。ヒトミさんにとって、初めての一人暮らしは母親のサポートを得られないという点で生活環境を一変させるものでした。

ヒトミさんの場合、鍵の紛失や、手続きができないことなど、もう少し経過を見ないとADHDの診断をつけることはできませんが、ADHDが疑われる例と言うことができます。この実例を、前節でお話しした三重経路モデルで分析してみることにしましょう。

「物の紛失」と抑制制御

物を紛失してしまうことは誰しも経験のあることです。

しかし、ADHDの人の場合、家の鍵やパスポート、財布のような重要度の高いものであっても、1年のうち複数回紛失してしまいます。紛失の頻度は、「忘れっぽい人」で想像されるイメージ以上です。

物の紛失は、ＡＤＨＤの中でも不注意の特性によって起きる代表的な症状のひとつで、三重経路モデルでは「抑制制御の障害」が関係しています。

家の鍵のように大事なものを紛失することや、どこへやったかわからなくなるのを防ぐために、決まった場所に保管して、それ以外のところに置き去りにしないなどの工夫をしている人は多いと思います。

ヒトミさんの場合、帰宅したときに鍵を開けた後、早く荷物を下ろしたい、横になりたい、何か食べたいというように、次に予定している行動に気持ちが先立つ傾向にありました。

ドアを開けた瞬間に鍵のことを忘れてしまうのではなく、荷物を下ろしたい、横になりたいという別の行動を抑制することができません。その結果、鍵のことはぼんやりした記憶しか残らないこともあって、次に必要になったときに、鍵を探し当てることができなくなり、紛失につながっていました。

決意していても、次の活動やほかのことに気が向くとそれを我慢できないのが私たち。

そんなに自分を信用できないんですよね。

このように言うADHDの人の中には、外出のときに使うバッグは1つに決めて、ワイヤーが伸縮するタイプのキーホルダーに鍵や貴重品をまとめておく工夫をする人もいます。

インターネットでキーホルダーを検索すると、ワイヤーがリールやスパイラル状のものなど、伸縮するタイプの商品がいくつもヒットします。ADHDではない人でも、お酒を飲みすぎて酔ったときや、疲れて帰宅したときはヒトミさんと同じように、早く楽になりたいという気持ちが先に立ち、後になって家の鍵を探して冷や汗をかく……そういう経験が珍しくないから、こうした商品が便利グッズとして人気があるのではないでしょうか。このような事例を見ると、ADHDの特性は誰でも持っているということがわかります。

「手続きの遅れ」と報酬遅延

ヒトミさんは、支払い手続きが遅れたために電気・ガスなどのライフラインの供給を止められてしまう経験もしています。大学の履修登録の手続きの遅れもありました。

この行動には、報酬遅延の障害が関係しています。

報酬遅延の障害には二つの特性がありました。ひとつは報酬（結果）がすぐに出ないものを嫌う傾向、もうひとつは報酬（結果）がすぐに出るものを好む傾向です。

ヒトミさんにとって、電気、ガスなどのライフラインは、一人暮らしをする前まではすべて親が管理しているものでした。現代のように生活環境が整っているのが当たり前になり、スイッチを入れれば電気がつくことに特別な認識を持たずにいると、支払い手続きなどに対して感じる報酬（電気を使えるという結果）としての魅力は希薄なものでしかありません。

一方、手続きをしなかったことで起きるネガティブな報酬（スイッチを入れても使えない）が起きるまでに1か月という時間があったことが、手続きから遠ざかる結果を生んだと考えることができます。

さらに、どこにしまったかわからなくなった通帳を探す必要があったことも、ヒトミさんが手続きから遠ざかった理由でした。ＡＤＨＤが疑われるヒトミさんのような人にとって、このような探し物は、複雑で、大変な努力と時間のかかる作業です。気の重い課題でした。ちなみに、この「通帳をどこにしまったかわからなくなる」という貴重品の紛失は、ＡＤＨＤの「不注意」の特性で説明できます。

大学の履修登録手続きでも同様でした。手続き後、授業を受けて単位を取得することは時間がかかる報酬ですが、大学の卒業に関わることですから、報酬としては大きなものです。

しかし、大学に入学したばかりのヒトミさんには、毎日のように歓迎コンパや友達からの誘いなど、より魅力的な事柄がたくさんありました。この場合、結果がすぐに出ないものを嫌う傾向の報酬遅延の障害に加え、より楽しくて魅力的な別の物事を抑制できない、抑制制御の障害も関係していたと考えられます。

「ちょっとだけ」と時間障害

ヒトミさんは、大学の履修登録手続きにまったくとりかかろうとしなかったわけではありません。毎日、今日こそ帰宅したら手続きをしようと決意していました。

こんなこと、5分もあればできることなんだから！

ところが、帰宅すると決まってテレビのスイッチに手が伸びて、そのまま番組に夢中になってしまいます。「ちょっとだけ」のつもりが、気がつくと5時間が過ぎていたそうです。

これは、時間処理の障害が関係しています。

履修登録手続きのために我慢する5分と、抑制できずに先に手をつけてしまうテレビの時間の「ちょっと」の両方で対応できていないことがわかります。テレビは時間の区切りがありますが、テレビを見続けるという行動は、努力を要せず次々に新しい刺激が展開されるという点で、報酬遅延の障害がある人が好む行動です。

こうしてヒトミさんは履修手続きを先延ばしにし、ついには期限に間に合わず、授業を受けることができませんでした。ライフラインの支払いや手続きのように、遅れても手続きさえすれば取り返しがつくものもありますが、このような失敗は、取り返しがつきません。

それができたら最初から苦労しない

三重経路モデルで分析すると、ヒトミさんの例のように、物の紛失や決められた期限までに手続きを終えることができないという問題には、ADHDの特性が複雑に重なり合っていることがご理解いただけたのではないかと思います。

ADHDの診断を受けている人でも、この特性の有無と程度は異なります。人によって、どの特性が前面に出ているかも異なりますし、どの程度生活に支障をきたしているかもさまざまです。

この本でも後に対応方法をご紹介しますが、中には、「それができたら最初から苦労しない」という声もあります。

ですが、そういう人こそ、あきらめていただきたくないと私は思っています。

人によっては対応方法そのものが、ＡＤＨＤの特性や状況次第で実行が難しい場合もあります。また、障害を乗り越えるためには、その人に応じたもう一工夫や、周囲の力を借りるなど、違う対応方法をとった方がうまくいく場合もあります。

たとえば、ライフラインの支払いや手続きのように、目立った報酬を感じにくい場合には、自分で何らかのご褒美を用意するという工夫が必要です。その場合、その人が「何をご褒美と感じるか」という点が重要です。人から褒められるのが何よりのご褒美になるという人もいれば、ひとりでゆっくり過ごす時間を持つことがご褒美になる人もいるでしょう。したがって、自分なりのご褒美を見つけることが大切です。また、ご褒美（報酬）を得るまでに時間や手間がかからないということも重要な要素となります。

どうしても対応方法でつまずいてしまうという人は、まず、ご自身ができずに困っていることの原因が、どのＡＤＨＤ特性なのかを確かめるところから始めてみましょう。

ＡＤＨＤの診断を受けていない人で、障害とまではいえなくても、この三重経路モデルによる「苦手」の分析をし、自分の行動の傾向を把握することは、最も効果的な工夫を探すためにも役立ちます。

もちろん、家族や職場に問題を抱えている人がいる場合にも、お互いが気持ちよく過ごせる対策作りの大きな助けになるはずです。

第3章

ADHDの診断と治療

ＡＤＨＤはどのように診断されるのか

窓口となる医療機関

ここまで、ＡＤＨＤについていくつかの実例を挙げながら説明してきました。ここからは、その人がＡＤＨＤであるという診断がどのように行われるのかをお話ししていきましょう。

まず、成人ＡＤＨＤの診断、治療に対応できるのは精神科の医療機関になります。一方、病院以外で相談を受け付ける機関には、国の発達障害者支援センターなどがあります。

厚生労働省の統計によれば、成人ＡＤＨＤに対応する精神科の中でも、神経内科、心療内科は２０１５年から２０１６年にかけて増加しており、街中でもメンタルクリニック、心療内科の看板を掲げた医療機関が増えているように感じられますが、どの医療機関でも受診者は多く、混雑している状況です。

我が国では、成人ＡＤＨＤへの対応はまだ始まったばかりで、特に成人ＡＤＨＤに特化した専門医の数は十分とは言えません。現在の成人ＡＤＨＤの診察および治療は、これまで子どもの発達障害を診察し、成長過程に立ち会ってきたキャリアを持つ児童精神科医が中心となって担っている状況と言えるでしょう。

その人がＡＤＨＤであるかどうかの診断は、本人への聞き取り、ご家族や職場の人への聞き取り、その人の記録（母子手帳や通知表などに残る成績など）、その他の検査結果に基づき、この後ご紹介する診断基準に該当するかどうかで診断されることになります。診断を受ける際は、このような記録が残っているかどうか、確かめておくとよいでしょう。家族と同居されている人であれば、受診を決めてから受診まででもよいので、生活の中で気になる部分（忘れ物の頻度や、自分の様子）をメモしてもらうなど、協力してもらうのもおすすめです。

それ以外に補助的な診断材料として、神経心理学的検査などの結果も用いられます。神経心理学的検査とは心理検査の一種で、知能や発達の状態を見るためのものです。具体的な例としては、知能（ＩＱ）を測るウェクスラー式知能検査などがあります。

通院頻度にもよりますが、初診から診断までには、その人の症状と、その症状がどれだけ生活の障害になっているのか確認するなどの作業があるため、平均するとおおよそ１〜２か月ほどかかります。

診断に用いられる基準

ＡＤＨＤの診断には、二つの世界的な診断基準が用いられます。

ひとつは、アメリカ精神医学会が作成しているＤＳＭ-５（前掲）、そして、世界保健機関（ＷＨＯ）が発行しているＩＣＤ（International Classification of Diseases）の二つです。

ＩＣＤは精神医療だけではなく、様々な疾病、傷害および死因の統計を国際比較するための統計分類であるのに対し、ＤＳＭは精神疾患のみを対象としたマニュアルです。

ここでは、ＤＳＭ-５の診断基準を使って詳しく説明していきます（表1、92〜93ページ）。

様々な確認事項

この診断基準では、症状を「不注意」と「多動性／衝動性」に分け、それぞれでいくつの項目に該当するかをチェックするところから始まります（項目Ａ）。いずれも、該当する項目の症状が少なくとも6か月以上続いていることが条件となっています。

次に、該当する症状が12歳になる前からのものであるかどうかを確認します（項目Ｂ）。

このことは、ＡＤＨＤが幼児期から持続する「障害」と考えられているからで、何らかの原因で後発的に発症するうつ状態や混乱状態など、他の二次的障害と区別する必要があるからです。

さらに、ＡＤＨＤの症状によって、学校や職場、家庭、社会的な関係、恋愛や結婚、余暇活動などのうち、二つ以上の場面で困難があるか（項目C）、その人の生活にどのくらい支障をきたしているかをチェックします（項目D）。

たとえば、仕事はうまくいっていないとしても、結婚生活や友人関係はうまくいっており、友人も多いという場合です。この場合、仕事が単にその人に合っていないだけで、ＡＤＨＤとは言えないこともあります。その人に適した職業、あるいは職場環境だけの問題ならば、その職場に対する適応障害といった方が適切です。

この診断を行うため、本人以外の家族や上司など、周囲にいる第三者から本人の様子を聞き取るのです。小〜中学校の通知表の記録など、複数の情報源を基に症状の有無を確認することも定められています。先ほども触れているように、実際には、これ以外に様々な心理検査の結果も参考にします。

最後に、他の精神疾患や障害で症状が説明できるかどうかを確認します（項目E）。これは、精神科医だからこその見極めのポイントであると言えます。ＡＤＨＤがうつや自閉スペクトラム症の背後に隠れている場合もありますし、逆に、ＡＤＨＤの症状の中には、うつ病の症状と重なるものもあります。

A	(2)多動性および衝動性： 以下の症状のうち6つ（またはそれ以上）が少なくとも6か月持続したことがあり、その程度は発達の水準に不相応で、社会的および学業的／職業的活動に直接、悪影響を及ぼすほどである。 注：それらの症状は、単なる反抗的態度、挑戦、敵意などの表れではなく、課題や指示を理解できないことでもない。青年期後期および成人（17歳以上）では、少なくとも5つ以上の症状が必要である。 （a）しばしば手足をそわそわ動かしたりトントン叩いたりする。またはいすの上でもじもじする。 （b）席についていることが求められる場面でしばしば席を離れる。 （例：教室、職場、その他の作業場所で、またはそこにとどまることを要求される他の場面で、自分の場所を離れる） （c）不適切な状況でしばしば走り回ったり高いところへ登ったりする。 （例：青年または成人では、落ち着かない感じのみに限られるかもしれない） （d）静かに遊んだり、余暇活動につくことがしばしばできない。 （e）しばしば“じっとしていない”、またはまるで“エンジンで動かされているように”行動する。（例：レストランや会議に長時間とどまることができないかまたは不快に感じる；他の人たちには、落ち着かないとか、一緒にいることが困難と感じられるかもしれない） （f）しばしばしゃべりすぎる （g）しばしば質問が終わる前に出し抜いて答え始めてしまう。（例：他の人たちの言葉の続きを言ってしまう；会話で自分の番を待つことができない） （h）しばしば自分の順番を待つことが困難である。（例：列に並んでいるとき） （i）しばしば他人を妨害し、邪魔する。（例：会話、ゲーム、または活動に干渉する；相手に聞かずにまたは許可を得ずに他人の物を使い始めるかもしれない；青年または成人では、他人のしていることに口出ししたり、横取りすることがあるかもしれない）
B	不注意または多動性−衝動性の症状のうちいくつかが12歳になる前から存在していた。
C	不注意または多動性−衝動性の症状のうちいくつかが2つ以上の状況（例：家庭、学校、職場；友人や親戚といるとき；その他の活動中）において存在する。
D	これらの症状が、社会的、学業的、または職業的機能を損なわせているまたはその質を低下させているという明確な証拠がある。
E	その症状は、統合失調症、または他の精神病性障害の経過中にのみ起こるものではなく、他の精神疾患（例:気分障害、不安症、解離症、パーソナリティ障害、物質中毒または離脱）ではうまく説明されない。

表1　DSM-5における注意欠如・多動症の診断基準

A	(1)および／または(2)によって特徴づけられる、不注意および／または多動性一衝動性の持続的な様式で、機能または発達の妨げとなっているもの
	(1)不注意 以下の症状のうち6つ(またはそれ以上)が少なくとも6か月持続したことがあり、その程度は発達の水準に不相応で、社会的および学業的／職業的活動に直接、悪影響を及ぼすほどである： 注：それらの症状は、単なる反抗的行動、挑戦、敵意の表れではなく、課題や指示を理解できないことでもない。 青年期後期および成人（17歳以上）では、少なくとも5つ以上の症状が必要である。 (a) 学業、仕事、または他の活動中に、しばしば綿密に注意することができない、または不注意な間違いをする。 (例：細部を見過ごしたり、見逃してしまう、作業が不正確である) (b) 課題または遊びの作業中に、しばしば注意を持続することが困難である。 (例：講義、会話、または長時間の読書に集中し続けることが難しい) (c) 直接話しかけられたときに、しばしば聞いていないように見える。 (例：明らかな注意を逸らすものがない状況でさえ、心がどこか他所にあるように見える) (d) しばしば指示に従えず、学業、用事、職場での義務をやり遂げることができない。 (例：課題を始めるがすぐに集中できなくなる、また容易に脱線する) (e) 課題や活動を順序立てることがしばしば困難である。 (例：一連の課題を遂行することが難しい、資料や持ち物を整理しておくことが難しい、作業が乱雑でまとまりがない、時間の管理が苦手、締め切りを守れない) (f) 精神的努力の持続を要する課題(例：学業や宿題、青年期後期および成人では報告書の作成、書類に漏れなく記入すること、長い文書を見直すこと）に従事することをしばしば避ける、嫌う、またはいやいや行う。 (g) 課題や活動に必要なもの(例：学校教材、鉛筆、本、道具、財布、鍵、書類、眼鏡、携帯電話)をしばしばなくしてしまう。 (h) しばしば外的な刺激（青年後期および成人では無関係な考えも含まれる）によってすぐ気が散ってしまう。 (i) しばしば日々の活動（例：用事を足すこと、お使いをすること、青年期後期および成人では、電話を折り返しかけること、お金の支払い、会合の約束を守ること）で忘れっぽい。

たとえば、記憶力や集中力の低下です。先ほどの例と同じく、それがいつから始まったものなのか、波があるのか、このような周辺の情報を加味して、ＡＤＨＤ以外では説明がつかない場合に初めてＡＤＨＤという診断が可能になります。

大きな変更

ＡＤＨＤの診断基準であるＤＳＭが、ＡＤＨＤを発達障害の一種である（ＤＳＭ内では「神経発達症群」と呼称している）としたのは、２０１３年に公表した最新版のＤＳＭ－５以降のことです。

これは非常に大きな変更点のひとつでした。ＤＳＭ－Ⅳまで、ＡＤＨＤは行動障害のカテゴリーに分類され、神経発達症のカテゴリーに分類されている自閉スペクトラム症を併存することは否定されてきました。

ほかにも、ＤＳＭ－５では成人ＡＤＨＤの診断に対する大きな変更が行われています。

ひとつは、症状が初めて見られた年齢の変更です。ＤＳＭ－Ⅳでは、該当するＡＤＨＤの症状が７歳になる前から見られたかどうかが診断を確定するための条件となっていました。

７歳になる前ということは小学校就学前です。診断を受けるのが子どもであれば、保護者が母子手帳などの記録を持参して診察に付き添い、客観的な情報を聞くことができますが、大人になってからＡＤＨＤを疑って医療機関を訪れる場合、その人が40代であれば、その親は60～70代です。

老化のために親の記憶があいまいになっていることも多く、記録や資料が紛失や廃棄で残っていないことも珍しくありません。親と離れて暮らしている人の場合には、親を同伴しての診察自体が困難な場合もあります。平均寿命は延びていますが、亡くなっている場合や、認知症といった問題を抱えている場合もあります。そのため、ＤＳＭ‐Ⅳの診断基準では、成人ＡＤＨＤの人の多くが診断基準を満たしているかどうかを客観的に判断することができませんでした。

ＤＳＭ‐５では、こうした問題点を踏まえて、あてはまるＡＤＨＤの症状が見られた年齢を12歳に変更しました。小学生時代のことは本人の記憶も残っていることが多いので、「夏休みの宿題はどのように取り組んでいましたか？」「提出期限に間に合っていましたか？」「忘れ物をすることは多かったですか？」といった、大人になってからの問題を判断するための質問ができるようになりました。

加えて、17歳以上の診断基準のＡ‐（１）（２）でチェックされる症状の数は、ＤＳＭ‐Ⅳ

からひとつ減って、九つのうち五つあてはまればよいこととされました。

長くＡＤＨＤは子どもの障害と考えられており、記載は子どもを想定して作られていました。そのため、子どもとは異なる大人の事情にあった具体例が必要となってきたのです。たとえば「しばしば日々の活動で忘れっぽい」という項目では、子どもの場合、決まった曜日の習い事があるのに、その日に友達の家に遊びにいってしまった例が該当します。

大人でも、決まった曜日に行うルーティンワークは数多くありますが、子どもよりも忘れっぽいことで支障が生じる日々の活動というのは数多く存在します。そこで、ＤＳＭ－５からは、「青年期後期および成人では、電話を折り返しかけること、お金の支払い、会合の約束を守ること」というような具体例が追加されました。

意外な結果

ＡＤＨＤの診断には、文化的、時代的な背景も影響します。これについて、ＤＳＭ－５は次のように書いています。

「注意欠如・多動症の有病率の地域差は、主に診断及び方法論における違いによって生じる。しかし文化によって子どもの行動に対する態度や解釈の違いは存在しうる。米国では、臨床的に認められる率は、白人よりもアフリカ系やラテン系で低くなる傾向にある。情報提供者による症状評価は子どもと情報提供者の文化群に影響を受けるかもしれず、このことはある文化で適切とされる行いが注意欠如・多動症の評価に関連することを示している」（『DSM-5　文化に関する診断的事項』）

たとえば我が国の場合、電車はほぼ正確にダイヤどおり運行するのが当たり前で、数十秒、数分の遅れにも目くじらを立てる人がいるほどですが、外国の場合、電車がダイヤどおりに運行していることの方が珍しいくらいです。

遅刻ひとつをとっても、数分刻みで厳格な業種や企業風土を持つところと、そうではないところとでは許容範囲が異なります。旅先で時間の感じ方が違うという経験をしたことがある人は多いと思いますが、リゾート地のようなのどかな地域ではADHDに気づかず終わったかもしれない人も、分刻みで大金が動くようなビジネスの世界にいたら、叱責や懲罰的な処遇を受け、自責の念で、重症なうつ症状に陥ってしまうことがあるという差異が考えられるということです。

私たちが行っている臨床研究では、アメリカと日本とで大きな違いが見られました。アメリカの臨床研究では、多動性や衝動性の症状が見られない不注意症状のみのＡＤＨＤの診断を受けた人が多く集まったのに対して、日本では、不注意症状、多動性、衝動性のすべてを合わせ持つＡＤＨＤの診断を受けた人が多く集まったのです。

共通していたのは、どちらの臨床研究もアラフォー世代の女性が8割ほどであったことでした。このことは、私にはとても意外な結果でした。

アメリカのドラマで描かれる女性は、日本人女性に比べて活発で活動的ですし、怒りの表現も大きく感じられます。私は研究を始めた当初、次のように予測していました。アメリカのＡＤＨＤの女性の方が、日本のＡＤＨＤの女性よりも多動で衝動的なのではないだろうかと。

しかし、日本のＡＤＨＤの臨床研究に参加した女性たちについた診断は、私の予想とは正反対でした。日本のＡＤＨＤの女性参加者の方が、多動的で衝動的だったのです。これは、アメリカでは女性が多動的、衝動的な態度なのは「当たり前」なので問題視されにくいけれども、日本では多動的、衝動的と見なされるからではないでしょうか。国や地域による文化的な違いは、確かに症状評価に関係があると言えるでしょう。

成人ＡＤＨＤの治療

診断・気づきは治療の第一歩

最近、これまで医療の対象ではなかった人を診断してＡＤＨＤというレッテルを貼ることや、自分がＡＤＨＤかどうか不安になって、診断を受ける人が増えること自体に対する批判の声があがっています。

大人のＡＤＨＤは近年に入ってメディアに取り上げられるようになったとはいえ、ＡＤＨＤのために生きづらさを感じている人の本当の辛さに対する理解はまだ十分に浸透しているとは言えません。

日本には、精神科を受診することや、障害があることをネガティブにとらえる傾向が根強く残っています。しかし、ＡＤＨＤの診断というのは、多少の忘れっぽさや生きづらさで簡単にくだされる診断ではないことは、ここまでの説明で少しおわかりいただけたのではないかと思います。

繰り返しになりますが、ＡＤＨＤの人たちは、進んでだらしなくしているわけではありません。「ちゃんとやろう」「今度こそ」という意思があります。

なのに、努力しようとしてもできない、それがなぜなのかわからず、対応ができなかったために、周囲からも責められ、自分で自分を責め続けてきました。自暴自棄になって症状を悪化させ、孤立してしまう事例も見られます。

診断は、治療の第一歩として行われるものです。診断をすることに批判的な人は、ADHDを理由にして、できるはずのことができないことに対して免罪符を出すかのように思われているのかもしれませんが、まずは、そうではないということをご理解いただきたいと思います。特に、今までADHDであることを知らず、どうしてよいかわからないまま苦しんできた人にとって、診断を受けることは、長期的には、「ちゃんとやろう」「今度こそ」を実現するための大きな一歩と言えるのです。

日本の成人ADHD治療の実際

日本の成人ADHDの治療は、通院（月に1回の定期的な診察）と投薬治療が主流となっているのが実情です。

日本で薬物治療に使用されている薬には3種類あり、ひとつはコンサータという商品名がつけられているメチルフェニデート徐放錠です。メチルフェニデートは、後述する海外の治療ガイドラインでも推奨されている薬物ですが、脳の神経伝達物質であるドーパミンのはたらきを活性化させる作用があります。コンサータは２００７年に6歳以上18歳未満の子どものＡＤＨＤに使用が許可され、２０１３年から18歳以上の成人にも処方できるようになりました。

二つ目は、ストラテラという商品名で処方されているアトモキセチン塩酸塩という成分の入った薬です。脳の神経伝達物質ノルアドレナリンを活性化するはたらきがあり、ＤＳＭ-5では、ＡＤＨＤが重度の場合に処方を検討することが奨励されている薬です。

三つ目はインチュニブという薬で、２０１７年5月に追加されたばかりです。元々は高血圧の治療薬として利用されてきたグアンファシンを成分とするもので、これもノルアドレナリンのはたらきに作用します。ただし、今のところ、この薬は子どもにのみ処方可能とされており、大人に用いることはできません。

こうした薬物療法は多くの効果をあげてきましたが、実際には薬物療法の奏功しない成人ＡＤＨＤ患者は20～50％存在するそうです（ティモシー・Ｅ・ウィレンズら『A review of the pharmacotherapy of adults with attention-deficit / hyperactivity disorder.』２００２年）。

さらに、薬物療法が計画を立てることや整理整頓など、社会生活をうまく乗り切る問題そのものを改善するかどうかは明らかにされていない（ロレーン・E・ウルフ&ジャネット・ワッサースタイン『Adult ADHD : Concluding thoughts.』２００１年）ため、薬物治療だけではこれらの欠損を改善するには不十分であるという意見もあり、現在も研究が続いています。

そこで、薬物療法に加えて、もしくは薬物療法に代わる手段の治療法として、心理社会的治療（心理社会的介入）が注目されています。

この心理社会的治療（心理社会的介入）の中には、次の章で紹介する認知行動療法も含まれており、様々な手法やアプローチ方法があります。ただ、私が行っている研究も含め、認知行動療法による治療法を行える環境は、病院や地域によって差があり、残念ながら日本全国どこでも同じように受けていただくことはできていません。

しかし、ＡＤＨＤの治療に限定したものではない、精神科医療機関のリワークプログラムが整備されてきました。これは、復職支援プログラムなどとも呼ばれ、うつ病や不安障害を呈して休職となった人が、復職を目指して利用するプログラムです。これは、ダイレクトにＡＤＨＤのフォローアップをするものではありませんが、休職に至るプロセスを振り返る作業は、心理社会的治療（心理社会的介入）の一種である心理教育と同じ効果が期待できます。

成人ＡＤＨＤの治療ガイドライン

日本独自の成人ＡＤＨＤの治療ガイドラインはまだありません。しかし、海外では成人ＡＤＨＤに関する研究や治療法の臨床試験が２０１０年ころから盛んに行われており、いくつかの治療ガイドラインが作成されています。その中でも、幅広い治療法をカバーし、日本でも参考にされている治療ガイドラインを作成した海外の四つの団体を紹介しましょう。

①ＮＩＣＥ（The National Institute for Health and Clinical Excellence）２０１８年

イギリスの国立医療技術評価機構。２００８年の発表後も新たな科学的な証拠を補足として追加しており、現在の科学的な証拠を最も反映した治療ガイドラインと評価されている。治療の費用対効果についても触れられている。成人、重度の機能障害を持つ思春期の子どもに対しては、薬物療法を治療の中心と位置づけている。

②ＣＡＤＤＲＡ（The Canadian Attention Deficit Hyperactivity Disorder Resource Alliance）、２０１８年

カナダのＡＤＨＤ分野における、医療・ヘルスケア・研究者のための非営利団体。２０１８年に英語とフランス語で実践ガイドラインの改訂が行われた。推奨してい

る治療法の根拠を明記している。

③ BAP（The British Association for Psychopharmacology）、２０１４年
イギリスの精神薬理学会。薬物を主としたガイドラインを作成。子どもから成人への移行期間の薬物療法に焦点が当てられている。

④ DGPPN（The Deutsche Gesellschaft für Psychiatrie und Psychotherapie, Psychotherapie und Nervenheilkunde）、２００３年
ドイツ精神医学精神療法神経学会。成人ADHDに特化した初のガイドラインを作成。

残念ながら、我が国では成人ADHDの研究や臨床試験は始まったばかりの状態です。今ある治療ガイドライン（齊藤万比古編集『注意欠如・多動症―ADHD―の診断・治療ガイドライン第4版』じほう、２０１６年）は子どものADHDが中心となっており、成人ADHDについても多少記事はありますが、データは少なく、今後、研究結果や科学的根拠が蓄積されるのを待たなくてはなりません。

薬に頼らないＡＤＨＤ治療

ＡＤＨＤタイプ

ここまで、ＡＤＨＤの診断を受けた人を対象とした治療法についてお話ししてきました。読者の方の中には、一度病院できちんとした診断を受けてみようと思った人もいると思いますが、病院で診てもらわないといけないほどなのかわからないという人も多いのではないかと思います。

ＡＤＨＤの診断の有無に関係なく、ＡＤＨＤの人のように時間や物の管理がうまくできず悩まれている人のことを、私は「ＡＤＨＤタイプ」としています。診断を受けていなくても、ＡＤＨＤの人に見られる行動に思い当たるところが多く、そのために「生きづらさ」を感じているのであれば、これからお話しする認知行動療法がお役に立てると確信しています。

ＡＤＨＤタイプの人の特徴は次のとおりです（中島美鈴、稲田尚子『ＡＤＨＤタイプの大人のための時間管理ワークブック』星和書店、２０１７年）。

これは診断ではありませんが、ＡＤＨＤタイプかどうかを確かめたい人は、どのくらいあてはまるかチェックしてみてください。いくつあてはまればＡＤＨＤタイプという目安はありませんが、たとえチェックがひとつだとしても、それが自分の生活に大きな支障をきたしているかどうか、どのくらい困っているかどうかで判断してみてください。

□いつも締め切りギリギリか、遅れる。
□約束の日時を忘れる。
□夜更かし癖があるなど、生活のリズムで悩んでいる。
□やることが多すぎるとパニックになる。
□やらなければならないことがあるのに腰が重い。
□目先の楽しいことを優先して、やるべきことを投げ出してしまう。

注目される心理社会的治療とは

心理社会的治療（心理社会的介入とも言います）とは、病気や障害のある人が社会生活を行うための補助を受けることや、社会生活が自力で行えるようになるための指導を受けることを言います。

表2　海外の4つのガイドラインによる成人期ADHDの心理社会的治療の推奨リスト

	NICE (2018)	CADDRA (2018)	BAP (2014)	DGPPN (2003)
個別介入	+	+	+	+
グループ介入	0	+(※)	+	+
行動的介入	+	+	+	0
心理教育	+	+	+	+
家族への介入	+	+	0	0
職場への介入	+	+	0	0
ソーシャルスキルトレーニング	0	+	+	0
アンガーマネジメント	0	0	0	0
認知行動療法	+	+	+	0
認知的修正	+	+	0	0
支持的精神療法	0	0	0	0
機能障害への対処法習得	+	+	+	0

凡例／0：記載なし、+：推奨あり、−：推奨しない、※青年において薬物療法と併用で推奨

薬物療法では補うことができない、個々の社会生活に対応するスキルを身につけることで、生活をうまく乗り切っていこうとするものです。

この心理社会的治療には、臨床心理士（カウンセラー）、コーチ、社会福祉士（ソーシャルワーカー）、作業療法士など、障害に対する理解や知識があり、指導や話し合い、作業を進めるスキルを持つ人の力が必要です。

表2は、前節で紹介した海外の治療ガイドラインがどのような心理社会的治療を推奨しているかをまとめたものです。

マンツーマンで行うか、グループで行うかという規模の違いや、介入を行うの

が家庭なのか職場なのか、特定の場面、特定の感情の対応なのかなどにより、バリエーションがあります。

どういった心理社会的治療が推奨されるか、優先すべきとするかは、薬物治療同様、治療ガイドラインごとに優先順位は大きく異なっていて、一致した見解はまだありません。

この中では、カナダのＣＡＤＤＲＡが最も心理社会的治療を推奨していることがわかります。ＣＡＤＤＲＡでは、ＡＤＨＤの診断を受けた人が生活をうまく乗り切るための実際的な介入を重視し、実行機能障害を補うためのアプリまで紹介しています。

高い脱落率

私の専門である認知行動療法は、ＡＤＨＤに関する多くの心理社会的治療の中で共通して推奨されています。

成人ＡＤＨＤのための認知行動療法でよく用いられる技法には、表３のようなものがあります。

成人ＡＤＨＤに対する認知行動療法の効果の有無は、個人セッション（カウンセラーと１対１で行う）と、グループセッション（5～10人ほどが１～２名のカウンセラーと行う）の両方

表3　認知行動療法でよく用いられる技法

① 心理教育	症状や対処法について学び、自己理解を深める
② 注意持続訓練	他のことに気をとられずにやるべきことに集中する練習
③ 自己報酬マネジメント（動機づけ）	気乗りしないことにも自分でやる気を出す方法を学ぶ
④ 時間管理	スケジュールを覚えておく、やるべきことを期限までに実行することを習得する
⑤ 環境調整	気が散りにくい部屋や、机など、環境の整え方を学ぶ
⑥ 整理整頓	貴重品を失くさないため、必要なものがすぐに見つけられるよう、整理の仕方を学ぶ
⑦ アンガーマネジメントを含む感情コントロール	怒りの問題を抱える人も多いため、怒りに関する心理教育、怒りにつながる考え方の修正、感情の扱い方、主張の仕方などを学ぶ
⑧ ソーシャルスキルトレーニング	周囲の人とどのような対人関係を築いていくのか、どのように話しかけたり、答えたりしていけばよいのかを学ぶ

で、それぞれ効果が検証されています。

検証された効果の内容は、主にＡＤＨＤ症状そのものの改善、ＡＤＨＤ症状によって支障をきたしていた日常生活が改善したか、実行機能がどのくらい向上したか、うつ症状や不安症状が改善したか、自尊感情が回復したかなどです。

その結果、ＡＤＨＤの診断を受けた本人が効果を感じている一方、その症状を客観的に見る専門家の評定は、本人評価よりも低い、つまり治療であまり改善していないという研究結果（クリスティーナ・M・ジェンセンら『Cognitive behavioral therapy for ADHD in adults : systematic review and meta-analyses.』２０１６年）

と、専門家から見ても十分に効果があった（ローラ・E・ノウスら『Meta-analysis of cognitive-behavioral treatments for adult ADHD.』２０１７年）とする研究結果の両方があります。

実は、ＡＤＨＤの人が集団認知行動療法を受けた場合の脱落率は、他の疾患に比べて高いことがわかっています。アメリカの心理学者メアリー・Ｖ・ソラントら多数の研究文献によると、ＡＤＨＤの診断を受けた後に集団認知行動療法を開始した人のうち、４分の１に相当する15・6〜25・０％が途中で治療をやめてしまっていたのです。

なぜ、このような結果になったのでしょうか。それにはいくつかの理由が考えられます。

ひとつは、自分では治療で改善した手応えがあっても、専門家を含む周囲の人に自分の変化を気づいてもらえなかったこと、逆に注意を受けたり、頑張りを認めてもらえなかったことでやる気をなくしてしまった可能性です。

前述したように、ＡＤＨＤの人には、すぐ報酬につながらないとやる気を維持できない特性があります。「これだけ頑張っているのに周りは気づいてくれないんだ。認めてくれないんだ」と意気消沈してしまう、早々に結果が出ないものであるにもかかわらず、数回試して「治療は役立たない」と結論づけてしまうといった、ＡＤＨＤの特性から起きている可能性があります。

この点においては、本人や、心理社会的治療に関わる専門家や家族、職場で対応する人に、こうした場合の対処法など情報提供（コンサルテーション）を進める必要があると言えるでしょう。環境が整えられていけば、認知行動療法の脱落率も改善が見られるのではないかと私は考えており、現在、それを確かめる研究を行っています。

心理教育を受けるということ

心理社会的治療の中に、心理教育という項目があります。これは、認知行動療法の技法のひとつにもなっていますが、症状や対処法について学び、自己理解を深めるものです。この療法はＡＤＨＤ以外の精神疾患でも使われています。

基本的には本人のために行うものですが、本人と一緒に暮らす家族や職場の人にとっては、本人をどう支えるかを知る糸口になるだけではなく、周囲の人のストレスを減らす助けになります。

心理教育には、専門家から話を聞いて教えてもらう方法もありますが、同じ境遇、同じ悩みを持つ人同士で話し合うグループディスカッションが特に効果が高いと言われています。

専門家に自分の知らないことを教えてもらうのは、それなりにエキサイティングなことです。しかし、一方的に教えてもらうよりは、ＡＤＨＤの人の社交性を活かし、グループで自分と同じような経験をしている人の話を聞く、あるいはどんな努力をしてきたかを語り合うなどした方が共感しやすく、また身が入りやすいということもあるようです。

うまく生活していくための原則

ＡＤＨＤの診断を受けた人やＡＤＨＤタイプの人がうまく生活していくためには、三つの原則があります。

ひとつ目の原則は、自分のＡＤＨＤの特性を受け入れることです。

自分の特性を受け入れるには、まず一般的なＡＤＨＤの症状について知る必要があります。その次に、その中で自分にあてはまる症状は何かを見つけていき、今の困りごとがどの症状で説明できるかを理解していくことになります。

こうして、これまでは「怠けだ」とか「だらしない」と思っていた自分の行動について、本人も、周囲の人も、本人の失敗を怠け癖や教育の不足といったことで責めるのではなく、できないことは実はＡＤＨＤのために起こっていたのだと受け入れて、理解していきます。

このような心理教育を受けることで、ＡＤＨＤについての理解はより一層深まることになります。このプロセスで大事なのは、本人の自尊感情を傷つけないということです。

二つ目は、その人に合った対処法があるということです。

ＡＤＨＤ症状が生活にもたらす影響は多岐にわたるかもしれません。しかし、遅刻をしない、忘れ物もしない、人の話を最後までよく聞くことができる、仕事も計画的に進められる、先延ばししないで物事を何でもテキパキとこなすことができる、家は常に片づいている、早寝早起き、栄養のバランスのとれた食事を摂ることができている……ＡＤＨＤの人がこのような生活を目指して、すべての困りごとに対処策を講じる必要はあるでしょうか。

たとえば、そもそも自炊はしない主義の人なら食事を作ることを目標とせず、外食店を複数確保することの方がフィットします。それでも栄養面にこだわるのなら、外食店やお店のメニューを取捨選択すればよいのです。

忘れ物が多く、工夫をしても完璧に忘れ物をしないようにするのは無理という人なら、バッグや行先に備えをしてリカバリーするという方法もあります。

こうするべきという正解はありません。自分が生きやすくなる方法を考えるのが基本です。それが一番困っていて、改善したいと思う部分から始め、そのやり方も個々のライフスタイルに合わせたやり方でよいのです。

三つ目は「普通」になることを目指さないということです。周囲の人であれば、ADHDの診断を受けている人やADHDタイプの人に自分と「同じ」を求めないということです。

ここで言う「普通」とは、ADHDではない人基準の「普通」です。違うのだということをお互いに受け入れることで、神経をすり減らすのをやめることができます。

そして、ADHDの診断を受けている人やADHDタイプの人には、ADHDではない人にはない特性があります。得意不得意のでこぼこがあったとして、それを平らにならすことは、大変苦しいことですし、もったいないことです。自分らしさを削り取ってしまいます。

ADHDの人の中には「自分はマイナスだ。これをどんなにがんばってもがんばってもやっと0になるだけ。普通の人がなんにも意識しないで0ができるのに！」と言う人もいます。こんなふうに考えながら日々生きていくには、人生はあまりに長過ぎます。

「私には、ほかの人にはまねできないよいところがある。でも苦手なことのせいで、ずいぶん足をひっぱられて、本来のよいところまで埋もれてしまうこともある。自分を活かすために、ちょっとだけ苦手なところを埋め合わせるんだ。それさえできれば、私はうーんとプラスなんだ」と考えることはできないでしょうか。

自分の何が良いところなのかを自覚できないと感じている人もいると思いますが、ほかの人にはものすごく苦痛に感じることが、自分にはまったく苦にならないことだったという経験を持つ人もいるのではないかと思います。

周りの人から「よくそんなこと続くね」とか「真似できないわ」と言われたようなことがそれにあたります。自分のよいところ、自分にしかできないことは、もうすでにやれていることかもしれません。そうしたものを、ぜひ見つけていただきたいと思います。そうして、自分を信じ、対処法は自分が活躍するための補助的なものであると認識して実践していくことが大事です。

このように、ＡＤＨＤに悩む人や、そういう人を抱える周囲の人がＡＤＨＤの心理教育を受けるということは、知識や情報を増やすこと以上に、自尊感情を取り戻し、豊かにするという点でとても意味があることなのです。

ひとりでも始められるワークブックの活用

ＡＤＨＤの診断を受けたのち、治療に入られる人であれば、専門家や家族、職場の人など、ほかの人の力を借りての心理教育を受ける環境が近くなりますが、まだ診断を受ける前で、人知れず悩んでいる段階でも、心理教育はひとりだけで行うことができます。

本書の第1章から第3章でお話ししていることは、実は、この心理教育にあたる内容となっています。

また、大人のADHDについては、最近、多くのメディアで特集が組まれるようになっていますが、ADHDの診断を受けた著者が自身の体験を書いたもの、漫画でわかりやすく解説したもの、もう少し専門的な一般教養書など、様々な種類の書籍が相次いで出版されています。一通りの情報を入手した人に、2冊目として私がおすすめするのは、書き込みが可能なワークブック形式のセルフヘルプ本です。

このワークブック形式は、まずアメリカで大ヒットしました。アメリカは日本のように皆保険制度ではないため「自分でこの問題をどうにかしなければ」といった意識が高く、こうした実践を伴う本はADHD症状に悩む多くの人に支持されたのではないかと思います。

この後、本書の本題である認知行動療法によるADHD症状への対処を解説していきますが、本書の巻末（223ページ）に記したワークブックは、実践されるときに自分の結果を記録できる手帳として使っていただけると思います。

面倒な作業が苦手な方には、すぐ始められるというメリットがありますので、是非、本書と一緒に活用してみてください。

第4章
うまくいかない原因を知る

心理教育で自分の困りごとを探る

現在の困りごととADHD

前章で記したように、心理教育とは、自分の病気や障害について、知識や対処法を知ることを指します。

精神科や心療内科を訪れると、診察で「今、お困りのことは◯◯という病気の△△という症状にあたると思われます」と説明を受けたり、「△△という症状でお困りのときには、××という対処をとれば軽減されて生活しやすくなりますよ」とアドバイスを受ける場合がありますが、これも心理教育の一種です。

ADHDに関しては、書籍やパンフレットを用いながら心理教育を行う場合も多くあります。その際、一般的に見られる症状についての説明だけでなく、その人には実際にどのような困りごとがあって、それがADHDの症状としてどのように説明がつくのかといった心理教育が行われると、陥っている悪循環に気づくことができ、有効な対処法もとりやすくなります。

この章では、現在の困りごとが、ＡＤＨＤの症状としてどのように説明できるのかを紹介していきましょう。

理解を深めていただくために、第1章で紹介したアイさんに再び登場していただきます。ＡＤＨＤの診断を受けたアイさんには、まず、心理教育を通じてＡＤＨＤがどういうものなのか、アイさんの中でどういうプロセスを経て困りごとが起きるのかを探る作業から取り組んでもらいました。

片づけができない原因を探る

片づけができない

アイさんが最初に困りごととして挙げたのは、片づけができないことでした。

一人暮らしをしていたときのアパートは、足の踏み場もないくらい、とても散らかっていて、鍵や通帳などの大事なものを何度も紛失していました。彼との同棲生活に移っても、引っ越し後の荷ほどきが手つかずでした。

片づけができないことや物の紛失は、ＡＤＨＤの不注意の特性が関係しています。

では、その不注意はどのような障害から起きているのでしょうか。

それを探るために、アイさんに、部屋が散らかるまでのプロセスをもう少し具体的に話してもらいました。


私は増えていく物を捨ててよいのか、捨てないとしたら、どう保管すればいいのかわかりませんでした。

毎日の郵便物、買い物でもらってきたパンフレットやチラシ、読み終わった雑誌もそうですが、お友達の結婚式で持ち帰った引き出物や席次表などは、捨ててしまってよいのかどうかとても迷います。

迷っているうちに、先にお風呂に入ろう、食事にしようということになり、「ひとまず」どこかに置いておきます。でも、お風呂や食事が終わると、「ひとまず」置いたもののことは忘れてしまっていました。

しばらくすると、「ひとまず」置いたものが目に入ることがあります。でも、そういうときは「また散らかしてしまった」と、嫌な気分になるのですが、見なかったことにしてしまいます。

　このプロセスで、アイさんが片づけられない理由が見えてきました。

　まず、アイさんは、物の処分や保管をどうするか決めることができていません。決められずにグルグルするうちに、入浴や食事など別のことに気を取られています。

　ひとつのことをやり遂げないうちに別の物事に移ってしまうのは、抑制制御の障害です。

　それだけではありません。アイさんが物の処分を決めないうちに次の行動に移るのは、お風呂や食事のように手っ取り早く「快適」という報酬が得られる方を優先しているからだということがわかります。

　その後、散らかった状態を目にしても、アイさんは物を処分するかどうか判断がつけられません。どうしていいかわからないことに対して、考えなければならない、判断しなければならないという「不快」な状態を嫌っています。このことから、片づけができない一因には、報酬遅延の障害もかかわっていることがわかります。

　この、プロセスを具体的に探る一連の心理教育で、「片づけのできないこと」をＡＤＨＤの特性という視点からとらえ直すことのできたアイさんは、「私が片づけができない理由がまさかＡＤＨＤのせいだったとは」と驚きました。

これまでのアイさんは、世間の誰もが、自分と同じくらい片づけに対して猛烈なストレスを抱えているにもかかわらず、多くの人がテキパキとこなしていると思い込んでいました。ですから、片づけになかなか重い腰を上げることのできない自分を「怠け者」だと思っていたのです。そんなアイさんにとって、心理教育は衝撃的な情報でした。

先延ばしの原因を探る

先延ばしは事態を悪化させる

アイさんの仕事は雑誌の編集ですが、毎月の締め切りにいつも間に合わないか、間に合ってもギリギリでした。この「先延ばし」は、ＡＤＨＤでどのように説明できるのでしょうか。心理教育を続けていきます。

毎月、締め切り前の2～3日間は、会社で徹夜作業をする羽目になっています。締め切りに間に合わないときには、上司が手伝ってくれますが、印刷会社にも迷惑をかけてしまい、上司にも叱られます。必死で頑張るのですが、休息も取れないので身体も辛いです。

来月こそは、と毎月決心するのですが……。

心理教育では、アイさんがいつもギリギリになってしまうプロセスについてもう少し具体的に見ていきます。そのため、先延ばしに関する詳しい状況について聞いてみました。

実は、締め切りが近づくと、とても気持ちが重たくなります。さっさと仕事に取りかかればよいことはわかっているのですが、仕事とは全然関係のないシュレッダーをかける作業や、普段はやらないお茶碗の片づけなどを買って出ています。

職場では、決まった仕事の合間に別の作業が割り込んでくることはよくあります。たとえば、電話やメールなどでの業務連絡のように、その都度対応しなければならない作業はどうしても発生します。しかし、アイさんが締め切りを遅らせている原因となっているのは、そういう別の仕事が多いことではなく、「今やらなくていい」「普段はやらない」作業に自ら手を出していたことでした。これは、試験前になると、なぜか部屋の掃除がはかどってしまうという例と同じです。

実は、先ほどの部屋が片づけられないエピソードの中にも、少し似た出来事がありました。「ひとまず」置いて、そのままにしている物を見つけても、見て見ぬふりをしてしまうという行動がそれです。

この「先延ばし」は回避行動の一種で、大人のＡＤＨＤでは最も多く見られます。回避行動とは、したくないことから一時しのぎで逃れることです。一時しのぎに過ぎないので、その場はなんとか不快な思いをせずにすみますが、長期的に見ると問題が悪化するのが特徴です。

成人ＡＤＨＤの診断を受ける人の中には、「先延ばし」を幼少時から行っている傾向が多く見られます。夏休みの宿題に代表されるような課題を小中学校時代からこなしきれず、先生から叱責される、恥ずかしい思いをするという経験を繰り返していることが多いのです。ＡＤＨＤタイプかもしれないと感じている人の中にも、毎回ではないけれども、「先延ばし」をして課題を出さなかったという経験をしている人もいるのではないかと思います。

こうした経験が繰り返されていくと、時間をかけてひとつの課題を成し遂げることに対して、「やりたくない」「苦手」「ハードルが高い」「また叱られる」という意識が蓄積され、そこから逃げようとする傾向が強くなり、「先延ばし」が習慣づいていくようになります。

さらに、一般的に苦手なものを先延ばしすると、その苦手意識や恐怖は余計に大きくなることがわかっています。実際に先延ばしをすることで「あの仕事はまだ終わらないか」などと催促されて、事態は悪化している場合がよくあります。

こうした自分の内面および実際の環境面の両方から、「先延ばし」を放っておくと、さらなる悪循環を招くことになります。心理教育では、こういった先延ばしに至るプロセスを振り返って整理していきます。

怖いから逃げていた

アイさんは、締め切りの迫った仕事があるときに限って、普段はしないお茶碗を洗うなどの作業を率先して行っていたことを思い出しました。そして、「あの仕事をしなくちゃというプレッシャーが大きくなって、そこから逃げていた」「怖かった」と話しました。

「先延ばし」を続けていけば、当然、締め切りは刻一刻と近づいてきます。そうなると、その分だけ作業にあてられる時間は短くなります。仕事の場合、締め切りに間に合わせることも大事なことではありますが、出来栄えや仕上がりがいい加減では許されません。すると、今度は良い結果を出さなければならないというプレッシャーとも戦わなくてはなりません。

アイさんは、やり切れるだろうかという不安や、プレッシャー、集中力を維持して取り組めない自分、こうしたことから目をそらしたいという衝動を抑制できないことで「先延ばし」をさらに悪化させてしまっていました。

時間ばかりかかって思うように結果が出せないときや、ケアレスミスが出るようなときに、まったく違うことをしたり、休憩をすることはリフレッシュ方法として推奨されることです。しかし、ＡＤＨＤの症状のある人で、ここに時間処理の障害が絡むと、「ちょっとだけ」リフレッシュのつもりが完全な逃避行動になってしまうこともあるので、注意が必要です。

ここまでの心理教育で、アイさんはこう言いました。

「先生、でも、私やっぱり怠けているんだと思います。やらなきゃならないことは先延ばしにするくせに、ゲームなら何時間でも集中できてしまうんです」

多くのＡＤＨＤの人が、心理教育の最中に、こうした思いを抱くようです。ＡＤＨＤの症状だと思ってしまうと、それを口実にしてもっと怠けてしまうのではないかという不安もあるのかもしれません。しかしそれ以上に、ゲームなど、好きなことになら時間を忘れて没頭してしまうのもまた、ＡＤＨＤの特徴であることはすでに見てきたとおりです。

好きなことにはとことん熱中する原因を探る

誤解を招く特性

アイさんがゲームに没頭するようになった経緯をもう少し詳しく聞いてみました。

引っ越し後の段ボール箱をいつまでも片づけられないことを彼から叱られることが増えると、私は夜遅く、こっそり帰宅するようになりました。

家では最小限の明かりだけにして、彼を起こさないように、物音を立てずに部屋を進みますが、リビングには私が片づけられずにいる段ボール箱の山があります。時々、その段ボール箱の角に足の指をぶつけてしまいますが、その痛さときたら……。

なんでこんな思いをしなくちゃいけないの？　と怒りたくなりますが、その段ボール箱を片づけられないのは自分なんですよね。足も痛いですが、毎晩、こんなふうにコソコソ帰宅している自分が情けなくて、みじめな気持ちになります。

アイさんは、そのみじめさを紛らわそうと、夜中になるとゲームに夢中になるようになっていました。ゲームをやめられないまま、気づいたら夜が明けていたこともしばしばでした。これではさらに身体が休まりません。

このように、片づけや期限のある仕事に長時間集中できないのに、ゲームには集中できる行動は、不注意の特性の中に挙げた「過集中」で説明できます。

過集中には、第1章で紹介した「報酬遅延勾配が急である」ことが関連します。これは、比較的早く結果が出て達成感が得られやすい課題には魅力を感じるものの、時間のかかりそうなものに対しては、著しくやる気をなくしてしまう傾向を指します。

引っ越し荷物の片づけは数分で終わるようなものではなく、報酬を得るまでの時間を要するものです。つまり、ADHDの人にとっては魅力を感じにくい課題であるといえます。

一方、ゲームは自分の操作に合わせて即時的に展開していきます。すぐに点数を得ることができたり、レベルが上がったり、クリアできたりします。このように、ゲームはすぐに結果が得られる最高の課題なのです。

脳の中では報酬系と呼ばれる部分が活性化して、やる気に満ちあふれています。普段なかなかやる気を起こしづらいADHDの人にとって、このうえない達成感の充電機会になるわけです。これに「ゲームをしている限りは、引っ越し荷物の片づけというやるべきことのプレッシャーを一瞬でも忘れられる」という理由が加われば、ゲームに過集中になるのは必至です。

集中力が散漫になる不注意とは正反対の過集中による症状は、ＡＤＨＤの人やＡＤＨＤタイプの人が「たるんでる」「怠けてるだけ」と誤解される要因ともなっていて、周囲との人間関係や「生きづらさ」に大きな影響を与えています。

アイさんは、彼から「ゲームができるのだったら、その段ボール箱を先に片づけなよ」と言われていました。

身体の疲労をとることができないと、障害のない人でもケアレスミスを起こしやすくなります。同様にＡＤＨＤの人やＡＤＨＤタイプの人にとっても、不注意の結果を重くすることにつながります。その結果、さらに周囲とうまくいかなくなったり、自らを責めさいなむことが重なり、人によってはうつ状態を併存させる危険性があります。

アイさんは、「過集中」の問題にも取り組む必要があります。

怒りを爆発させてしまう原因を探る

衝動的な感情の爆発

彼と同棲生活を始めたばかりのころ、アイさんは夕食を作ることに挑戦し始めました。しかし、ここでも問題があったと言います。

普段から疲れが取れない日々が続いているのですが、婚約したので、これまで苦手だったお料理に挑戦することにしました。仕事が終わると、あわただしく夕飯の買い物をして帰ります。でも、私にとって夕方は「魔の時間」です。

ある日、メインディッシュを作っている最中にご飯を炊くのを忘れていたことに気づきました。慌ててご飯を支度しようと思ったのですが、肝心のお米も切らしていました。せっかくお料理が進んでいたところだったのにという思いもありましたが、お米を買うのを忘れていた自分にも腹が立ちました。

仕事だけでも疲れ切っているので、料理を中断して、もう一度、買い物に行く気持ちにはなれませんでした。それで、まだ外にいる彼に「ご飯を買ってきて」とメールしました。

ところが、帰宅した彼は手ぶらです。それに、彼はまだ夕飯の支度ができていないとわかると、ソファーでくつろぎだしました。「ご飯、買ってきてくれた？」と尋ねるとメールは見ていなかったという返事です。そして、彼は冷蔵庫を開けるとこう言いました。

「あれ、ビールないじゃん」

それでなくても、すでに自分に腹を立ててイライラしていたアイさんは、ここで一気に彼に対して感情を爆発させてしまいました。

ＡＤＨＤではない人でも、共働きをしている妻が家事を手伝わない夫にイライラし、怒りを爆発させることは珍しいことではありません。確かに、この一コマだけを取ったら、彼は少し配慮に欠けていたことは否めません。

ただ、こうした「些細なことでも怒ってしまう」という悩みは、ＡＤＨＤの特性のひとつである衝動性に関わるもので、これもＡＤＨＤの人に非常に多く見られる問題です。

長い時間を共にし、無防備に過ごせる環境にいる家庭では、感情を爆発させてしまいがちです。しかし、これには深刻な問題が二つあります。

ひとつは、家族の前では自分をさらけ出しやすいため、過度な怒りになることが多いことです。当然のことですが、怒りをぶつけられた方は傷つきます。特に相手が子どもの場合には、成長過程に深刻な影響を与えてしまうこともあります。また、パートナーが耐え切れずに人間関係を終えるという選択肢を選ぶ場合もあります。

衝動性による怒りは、いわば瞬間湯沸かし器です。怒りの感情が噴き出しても仕方がない状況が積み重なって徐々に頂点に達するのとは違い、急に爆発するので、怒られた方はなぜ怒っているのか理解できないこともありますし、そんなことで怒るなんてという反発感情になってしまうのです。

もうひとつの深刻な問題は、怒りを爆発させた人自身が自己嫌悪に陥って、自暴自棄になっていくことです。

アイさんも、こうして感情を爆発させた後、必ず強い自己嫌悪に襲われていました。

なぜなら、アイさんは彼に言われても引っ越しの荷物を片づけられず、引け目を感じていたからです。そして、私だけこんなに忙しい！　私だって疲れているのに！　と思ってはいるものの、料理が手際よくできない自分を責めていました。そのうえ、仕事で締め切り間際に徹夜をするようなことになり、疲れが取れない生活になっているのも、自分がだらしないせいだと自分を責めていました。

ちょっと時間を置けば、多少自分が正しいとしても、彼にひどい怒り方をしたという判断が彼女にはできました。

この衝動性についても、できることを考えた方がよさそうです。

心理教育で起こった変化

もう、自分を責めなくていい

この心理教育を通じて、アイさんに大きな変化がひとつ起こりました。表情が、それまでとは見違えるほど明るくなっていったのです。


誰かに相談しても、気持ちの問題なのではないかと言われてしまうだけでした。

自分はだらしない怠け者で、自分が悪いんだと思う以外にどうすればよいのかわからなくなっていました。でも、これがＡＤＨＤのせいで起きていることなら、何か対応方法があるということですよね！

心理教育で行う「自分の生活を振り返り、困りごとを分析する行為」は、自分のだらしなさや嫌な自分を直視することですから、非常につらい作業です。しかし、この作業を通じて、アイさんは、自分の困りごとを「治療」の対象として見ることができるようになり、自分を責めなくてもいいとわかって安心したと言います。

罪悪感や「自分を嫌いになること」は生きる希望を大きく損ない、活動を消極的にしてしまいます。この時点では、まだまだ困りごとを解消できたわけではありませんが、治療に前向きになるうえで、非常に重要な変化です。

本章では、心理教育という視点を通して、アイさんの困りごととＡＤＨＤの特性との関係を振り返り、理解していきました。

次の章では、こうした理解を元に、困りごとを解決するための対処法を探ります。

第5章

困りごとに認知行動療法で対処する

どこから手をつけるべきか

優先順位を決める

前章で紹介したアイさんは、私生活でも仕事でも問題を抱えていました。

それらの問題すべてにそれぞれの対処方法がありますが、簡単にできそうなものから入念な準備が必要なものまで、対処方法にも複数あります。理想はすべての問題を解決することですが、ＡＤＨＤの特性から、一度にすべての問題を解決するのは難しいでしょう。

ここでは、アイさんがどの困りごとから優先的に取り組んでいったかを見ていきましょう。

アイさんの困りごとを表４にまとめました。

困りごとには、それぞれに問題や原因がありますが、家の引っ越しの荷物を片づけられないことや、職場でいつも締め切りがギリギリになってしまうこと、徹夜のゲームの三つの問題は、その原因となっている「先延ばし」の対処ができると自然と収まる可能性があることがわかります。

ということは、「先延ばし」の対処法を優先すれば、わずかな変化でも各場面における波

表4　アイさんの困りごと

生活シーン	問題	困っていること	原因
家	引っ越し荷物を片づけられない	必要な荷物がすぐ取り出せない 大事なものをなくす・なくしそう 部屋が狭くなって休みにくい ぶつかって嫌な思いをする 彼に叱られる 彼が起きている時間に帰りたくない	先延ばし
職場	締め切りギリギリになる	仕事が進まなくて辛い 毎月締め切り前は徹夜 周囲に迷惑をかけて辛い 上司に叱られる	先延ばし 計画を立てることが苦手
家	ちょっとしたことで怒りを爆発させる	忙しい夕方に食事を作るとうまくいかず辛い 自己嫌悪になる 彼にあたってしまう	イライラ 計画を立てることが苦手
家	徹夜でゲーム	彼に叱られる（片づけをしろと言われる） ↓ でも、片づけられない、 締め切りギリギリの繰り返し ↓ 徹夜でゲーム 疲労を回復できない	先延ばし 過集中

及効果が期待できそうです。

取り組みやすさで考える

アイさんの例では、「先延ばし」は家と職場の両方の場面で見られ、ひとつひとつがボリュームの大きい作業でした。それぞれを分析すると、次のようになります。

① 家の引っ越し荷物の片づけ
　→作業のステップは少ないが、量が多い
② 毎月の仕事
　→作業のステップも多く、量も多い

家の片づけという問題と、毎月の仕事がギリギリになる問題とでは、どちらの方がアイさんには取り組みやすいでしょうか。

仕事に関しては、やらずに逃げるという選択肢がないという理由から、また、遅れたりギリギリになったりと、これまで相当な無理を重ねながらもやり切っていることから、職場の方が対処法を実行しやすい環境にあると言えます。

また職場では、報酬が出るのは一か月先ですが、ひとつずつのステップをクリアしたときの結果がわかりやすいので、モチベーションの維持という面ではプラスの材料です。アイさんの職業柄、記事が高評価を得る、雑誌の売り上げが伸びるなど、給与や「自分ご褒美」以外の反応もあります。

家の片づけに関しては、引っ越してから数か月が経過しているとはいえ、片づけなくても何とかギリギリで生活が回ってしまっているという点で、片づけをする必然性に欠けると言えます。また、片づけがうまくいったところで、同棲中の彼が即座に褒めてくれるとは限りません。つまり、即時的な報酬が得られるとは必ずしも言えない状況です。

こうした点でも、家の片づけよりも仕事の方が取り組みやすいと言えそうです。このように、優先順位は、単なる必要の度合いだけではなく、本人の意欲や取り組みやすさ、成功体験が得られやすいものから選ぶとよいでしょう。

ただし、ストレスからうつ状態に陥っていたり、体力的な限界がある場合には、仕事を休職して、うつ状態や低下した体力の回復を図ることを優先した方がよい場合もあります。家と仕事のどちらをより優先するかは、個々の状況によって判断しましょう。

どの困りごとから手をつけていくかを決めた後には、「どうやって手をつけるためのやる気を起こすか」という問題が立ちはだかります。第4章でも述べたように、報酬遅延の障害を考慮したうえでの「自己報酬マネジメント」が必要になります。

自己報酬マネジメントで重い腰を上げる

自分ご褒美

これは、いわゆる「自分ご褒美」を設定することです。

自分の生活のことや仕事というのは、本来はやって当たり前のことですし、仕事であれば労働に見合った給与や報酬をもらうことができます。

しかし、ADHDの診断を受けている人やADHDタイプの人は、報酬遅延の障害のために報酬の魅力は大きくても時間のかかる作業を嫌い、報酬が小さくても即時性のある作業を好む傾向があります。

そのため、仕事や生活上の作業でどうしてもやらなければならないことをさせるために、自分で即時性のある報酬を設定して、集中力が維持でき、継続できる環境を整えるという対処法が必要になります。
それでは、どのようなご褒美が有効なのでしょうか。

視覚化

ＡＤＨＤの特性には、忘れっぽさがあります。スーパーに野菜を買いにいったつもりだったのに、大安売りの魚コーナーに立ち寄っているうちに野菜を買うことを忘れて帰るといったことはないでしょうか？　そんなＡＤＨＤの人も「野菜」と大きく書いた付箋がお財布に貼ってあったら、レジでお財布を取り出すときに、「あ！　忘れてた！　野菜買うんだった」と思い出すはずです。このように視覚に訴えると、用事を忘れずにすませることができます。

ご褒美の場合もそうです。ご褒美を視覚化することが大切です。「このやりたくない仕事を終わらせたら、ビールを飲む」と心に決めているだけよりも、キンキンに冷えたグラスに注がれた泡立ち豊かなビールの写真が目の前に貼られている方が記憶に残りやすく、俄然、やる気を掻《か》き立ててくれます。

面倒なことをやり遂げたご褒美に「バッグとか欲しいな」と漠然と思うのではなく、たとえば通販サイトでもカタログでも見て、「このメーカーの、この型のこの色のバッグを買うんだ！」と決めてしまうのです。その写真を携帯の待ち受け画面にしてもよいでしょう。こうして視覚的に自分に訴えて、やる気を引き出していくのです。ちょうど目の前ににんじんをぶら下げるのと同じように。

もし、数か月がかりの長期的な取り組みに対して、とびきりのご褒美を設定するとしたらどうすればいいでしょう。視覚化したところで、数か月間も先のご褒美の価値は、おそらくだんだん下がってくるはずです。そのためには、「仕事のひと区切りが達成できたらシールが1枚ずつ増えていく」「30枚たまるとあのバッグが買える！」というように、進捗状況がシールの個数でわかるというような視覚化が有効です。

しかし、この手法を用いるには、仕事を確実にこなすことのできる細かいステップに分解しておく必要があります。そうしないと、なかなかテンポよく、報酬が遅延しない程度のペースでシールを貼り続けるなど、視覚的に訴えることはできません。

最初の一歩のハードルを下げる

仕事を細かいステップに分解する中で、最も苦戦するのが最初の一歩です。なぜなら、最初の一歩には最も大きな「やる気エネルギー」が必要とされるからです。反対に、最初の一歩さえ踏み出して、その作業自体に面白みを感じられるようになれば、その後は自己報酬マネジメントの必要はそれほどなくなります。

皆さんも、「あれほど取りかかるのが憂鬱だった大掃除も、いざ始めてみると面白いように汚れが落ちて、ついつい何時間も掃除してしまった」という経験を持っている人もいるのではないでしょうか？　そうなのです。最初の一歩を踏み出すことができれば、後はスムーズに動くことは多いのです。

ここで大事なのは、最初の一歩の課題を驚くほど簡単なものに、そしてすぐに終わるものにすることです。「そんな簡単なことなら、朝飯前だよ」というくらいに確実に実行できるもので、できれば5～10分以内に終えることのできるような課題がベストです。

アイさんは「10分だけだまされたと思って頑張ってみよう」というところからスタートすることにしました。そして、10分で行う課題には「仕事で使う資料を机の上に出してみる」を設定しました。決して、「仕事に手をつける」のではなくて、あくまで「机の上に置く」だけです。実際には仕事はそれだけでは進みませんが、このアクションをとれたことは、アイさんの気持ちを大きく変えました。「目の前にせっかく出したので、ついでにやってみるか」と次のステップのハードルがぐっと下がったのです。

表5

―アイさんの仕事リスト―

テーマを決める
使える誌面の大きさを確認する
取材先を決める
取材のアポをとる
取材する
記事を書く

すぐにご褒美をもらえる仕組みを作る
――スモールステップへの分解

スモールステップへの分解とは、作業の段階を小さく区切ることを指します。ひとつひとつに達成感を得ることができると、自信がつき、次のステップへの意欲もわきます。

アイさんは、この対処法を仕事で試すことにし、これまで「長期間でひとつの物を仕上げる」と考えてきた仕事を六つの段階に分けました（表5）。

しかし、アイさんはこれではまだ自信が持てず、この方法で締め切りまでに仕事を終える見込みがつきませんでした。なにしろ、このリストを見ただけでうんざりしてしまうのです。

この作業工程のスモールステップ化で大事なのは、小さくしたひとつひとつのハードルを極力低くすることです。そうすることで、うんざりした気持ちはずいぶん軽くなります。

そこで、アイさんは最初のステップである「テーマを決め

表６

―テーマを決める―

過去の記事をリサーチ

自分の興味のあるテーマをしぼる

上司に相談する

る」をさらに細かい三つのステップに分けてみました（表６）。
この例のように、一番最初のステップだけでも、やり切ろうとすると少なくとも三段階はあることに気づきます。
自信が持てなかったり、うんざりした気持ちを感じたりしたときは、一度、細分化を試してみて、この例のように「隠れたステップ」がないか確認してみましょう。

さて、自己報酬マネジメントを習得する過程では、必ず湧いてくる疑問があります。それは、すべてに自己報酬マネジメントをしなければならないのか？　という疑問です。

確かに、それでは途方もない気持ちになります。ご褒美を設定する作業にも時間やエネルギーが必要なので、この作業で力尽きてしまっては本末転倒です。

こうしたときにおすすめなのが、次の「ついで作戦」です。
アイさんの事例の途中ですが、ここで、リカコさんに登場してもらいます。

「ついで作戦」の例

リカコさんは40代の女性で、夫と子ども2人の4人家族です。彼女は専業主婦ですが、ADHDの特性のために三つの困りごとに苦しんでいました。

① 洗濯ものを溜めこみがち
② 食事後の食器洗いがおっくう
③ 郵便物やチラシ類が玄関に積みっぱなし

リカコさんの事例は、アイさんと同様に「先延ばし」によって複数の問題が顕在化した例です。アイさんの事例と異なるのは、ひとつひとつがエンドレスな日常生活の行為であり、その都度、自己報酬マネジメントを繰り返してやる気を出すのは大変だということです。

これから紹介するリカコさんの事例の対処策のことを、私は「ついで作戦」と命名しています。「ついで作戦」とは、複数のやるべきことをひと続きの流れにして一気に行うことで、なるべく自己報酬マネジメントの回数を減らし、省エネしようという戦略です。

お風呂に入る「ついで」

リカコさんにとって、洗濯の最もおっくうなところは、スイッチを入れてから洗い終わるまでに時間がかかることだそうです。そして、リカコさんが洗濯を思いつくのは、なぜかいつも外出直前や就寝前です。洗濯をしようと気がつくタイミングもずれていますし、洗濯機を使ったとしても、不注意の特性で洗い終わったものをすぐ「干す」作業に移るのが難しいために、洗濯ものを溜めこみがちになっていることがわかります。

そこで、リカコさんには帰宅後、お風呂に入る「ついで」に洗濯をスタートするという作戦を決行してもらいました。お風呂に入るために服を脱いだタイミングで洗濯機のスイッチを押すというパターンを作ったのです。

実はリカコさん、夕食後はついついうたた寝することも多く、お風呂に入らないまま朝を迎えることも多かったそうですが、この「ついで作戦」をしてからは、帰宅後すぐに入浴することで身体の疲れが取れるようになったという副産物もありました。

予備のご飯茶碗を処分する

リカコさんが食事の後の食器洗いをおっくうに感じるのは、すぐに洗う必然性を感じないためでした。確かに、洗わないとその後の食事の準備がスムーズにいきませんし、衛生上もよくありません。しかし、食器をすぐに洗わなくてもただちには困らないことから、ついつい先延ばししていたのです。

そこで、すぐに洗う必然性を作るために、朝食後の食器を洗わなくても夕食の支度ができる状況をふさぎ、朝食の食器を洗わないと生活がまわらなくなる仕組みを作る方法を提案しました。

そのために、予備のご飯茶碗などは処分してもらいました。そうすれば、次の食事の時間には嫌でも食器を洗わないわけにはいきません。これは、1回の食事の食器洗いと次の食事の準備を必然的につないで、ひと続きにすることで食器洗いの「ついで」が次の食事の支度になるという作戦であるといえます。

帰宅した「ついで」

リカコさんにとって、玄関の靴箱の上に蓄積したダイレクトメールは「いつか見るはず」だと言います。それが蓄積していくのは、アイさんが片づけられないのと同様に、判断、処分を「先延ばし」にしているためです。

一度たまった書類の山を崩すためには、相当なエネルギーを要します。中には、「定期的に書類を処分する」ことが解決策であるかのように言う人もいますが、ＡＤＨＤの人はこの「定期的」にやる気を出す作戦はとらないようにしましょう。定期的にやる気を出すことを忘れてしまう可能性が高いですし、ある一定期間たまった書類と格闘することはあまりにハードルが高いのです。

それよりは、日常生活のルーティンと書類の処分をセットにして、「ついで」に毎日やってしまうことです。リカコさんは、帰宅した「ついで」に書類処分をする作戦を行うことにしました。帰宅したらまずポストをチェックして、ゴミ箱の前に向かいます。立ったまま、バッグ等の荷物さえ持ったまま、ゴミ箱の前で素早く郵便物を仕分けするのです。保管する必要のあるもの、返信の必要のあるもの、処分するもの、カメラに撮っておけばよいもの、日付だけ控えておけばよいものなど……といった具合です。これを習慣化することで、リカコさんの玄関はきれいになりました。

こうして一気に三つの困りごとに対処することにしたリカコさんですが、目に見えてわかる、玄関の変化は家族の反応を大きく変えました。中でも子どもたちがとても喜んでくれたのだそうです。
リカコさんにとっては、これが最大の報酬になりました。

アイさんの事例に戻りましょう。彼と同棲を始めたものの引っ越し荷物の片づけに頭を悩ませていたアイさんは、やるべき仕事をスモールステップに分解していました。

しかし、やることを書き出したからといって、すぐにうまくいくわけではありませんでした。スモールステップに分解して書き出しておくことは、やる気を出したり、やるべきことを忘れずに覚えておくことには役立ちますが、書いただけで実際に実行しなければ、絵に描いた餅です。

そこで次に、やるべきことを実行するための計画を立てる方法を紹介していきます。

スケジュール帳を使って計画を立てる

TODOリストを作る

ADHDの特性には「時間処理の障害」があることはすでに述べました。

この時間処理障害については第2章で事例を紹介しましたが、数日にわたる仕事など、長いスパンの計画を立てる場合には、より顕著に影響します。

私たちの日常は忙しいものです。今日一日、何をするかをいちいち紙に書き出さなくても、朝起きて活動を開始するときには、頭の中であれこれとリストアップを行っています。ＡＤＨＤの人や、ＡＤＨＤタイプの人は、一度にやることが多いとパニックを起こしがちです。さらに、やることをもれなく覚えておくのも至難の業です。

アイさんは、毎月の仕事についてすでにスモールステップに分解してリストアップしていました。アイさんには、それをＴＯＤＯリストとして、なくす可能性の低いスケジュール帳に記入してもらいました（表7、152ページ）。ＴＯＤＯリストの先頭には、空白のチェックボックスをつけておきます。ひとつの仕事が終わるたびに、チェックをつけていき、仕事の達成度を視覚化し、モチベーションを維持するのです。

リストを作ってチェックをする方法は、子どもたちの遠足のしおり、イベントや仕事のマニュアルにも見られる形式で、忘れ物や準備不足を回避するときに用いられます。

忘れ物で辛い思いをすることが多いという人は、騙されたと思って一度だけＴＯＤＯリストを作ってみてください。

表７　TODOリスト化したメモ

— アイさんの仕事リスト —

- □テーマを決める
- □使える誌面の大きさを確認する
- □過去の記事をリサーチ
- □自分の興味のあるテーマをしぼる
- □上司に相談する
- □取材先を決める
- □取材のアポをとる
- □取材する
- □記事を書く

一度でもわずかなことを思い出させてくれた経験をしたら、毎日は無理でも、大事なイベントの前などに、このリストを作る対処法をやってみようと思えるのではないかと思います。忘れ物に苦しんでいる人ほど、自分で自分を救う成功体験はとても大きな意味があります。

ＴＯＤＯリストタイプのメモ帳や付箋は、１００円ショップでも購入することができます。飾って楽しくなるようなおしゃれなイラスト入りなど、使ってみたくなる気持ちをくすぐるような商品もたくさん出ていますから、気負わず楽しめるものを選んでみてください。

ＴＯＤＯリストだけでは足りない

１か月の仕事のスモールステップ化をＴＯＤＯリ

ストで管理し始めたアイさんですが、これだけではまだ道半ばの段階です。

というのも、仕事には期限が設定されていました。ということは、リストアップされたものがいつまでに終わらなければならないという認識が必要になるのです。

また、リスト化した仕事に並行して、問い合わせの対応や電話連絡があった場合に、その用件をいつどこに割り込ませることができるかなど、増えたり減ったりする作業の対応には、長期間の時間軸の把握が必要です。

ＡＤＨＤの人やＡＤＨＤタイプの人で、特に「いつもギリギリになる」人には「時間処理の障害」がある疑いが濃厚だと言えます。第2章では1日以下の時間のことにしか触れていませんが、短い時間の把握ができない人が、より長い時間なら正確に把握できるかというと、そうではありません。

過去、期限までにできなかった失敗体験や計画倒れになった経験がある人ほど、期限を明記するのをためらう傾向にあるようです。なぜなら、期限をはっきり書いてしまうと、もう逃げ場がなくなってしまい、焦ってしまうからです。

ＡＤＨＤではない人でも、複雑で様々な記憶に対応するうち、印象の薄いものは忘れてしまうことがあります。そこで、記憶を補助するために使うのがスケジュール帳です。

日をまたぐ作業にどのくらいかかっているかのタイムログを、過去の自分の記録から調べることができるのも手帳の良さです。使い始める時期が年度の途中でも、未来の予定ばかりではなく、記憶のある限り過去の記憶を記載してみましょう。これからの参考になるはずです。

バーチカルタイプの手帳を使った時間管理

私が認知行動療法で計画を立てるスキルを身につけてもらうときにおすすめしているのは、バーチカルタイプの手帳です。バーチカルタイプの手帳とは、見開きで1週間が把握しやすいスケジュール帳です。私のおすすめは、7日分の日付が横軸に、時間が縦軸に入った見開き2ページを使ったものです（表8）。ほかにも、片側1ページに7日分が仕切られ、日付が縦軸に、時間が横軸に入っていて、反対側のページがフリーに使えるタイプもあります。

バーチカルタイプの手帳の良いところは、1日のTODOリストと1週間単位の予定が視覚的に把握できることです。TODOリストも、チェックを入れることで視覚的に達成感を得やすいことをお話ししましたが、時間でも同じことが言えます。

ADHDの人は視覚的な方が時間感覚をつかみやすいと言われているので、数字で「10時〜12時」と書きこむよりも、時間の縦軸の10時から12時の間に（↕）で示す方が間違いも防

表8　バーチカルタイプの手帳の記入例

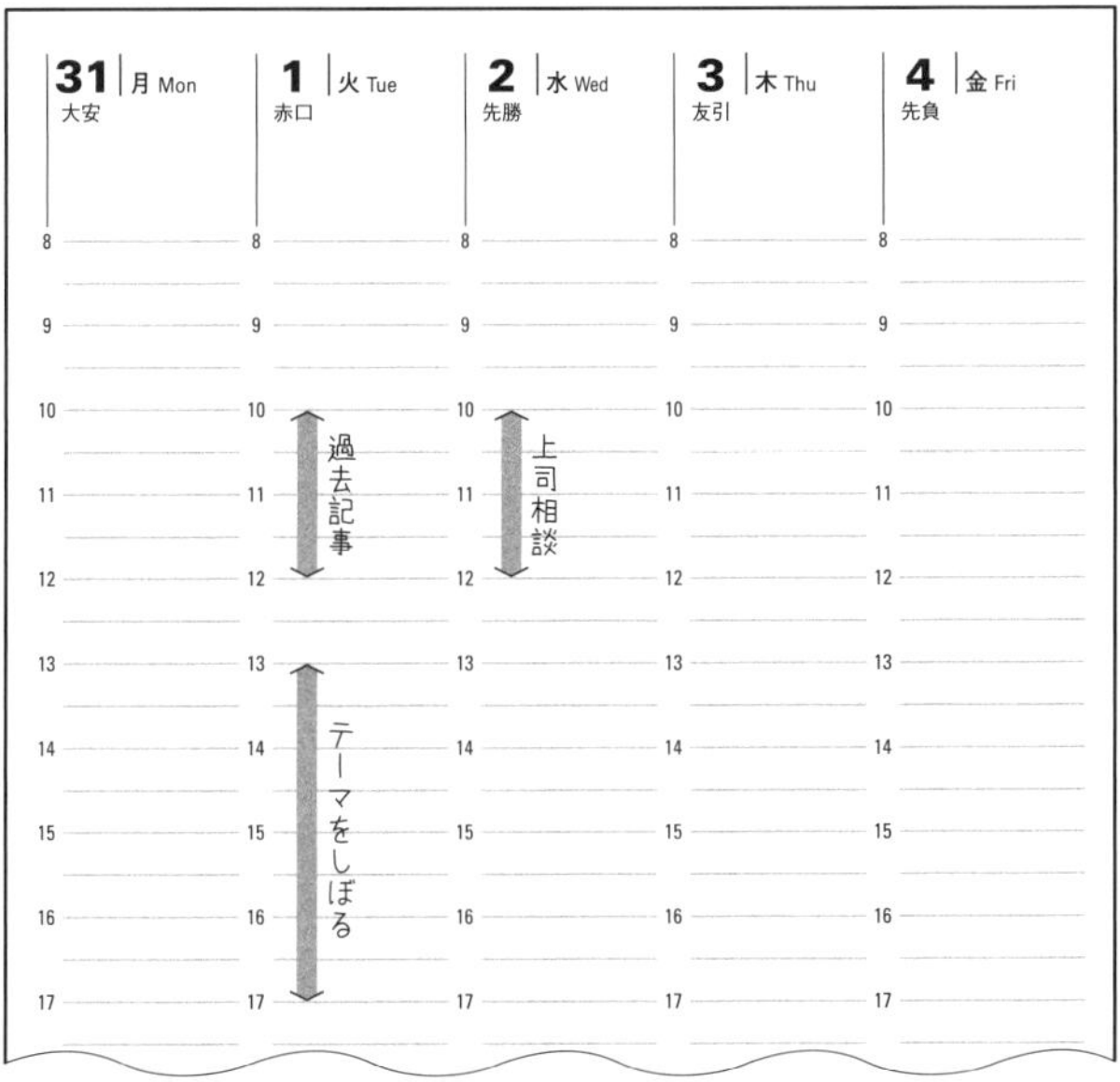

ぎやすいですし、計画を立てやすくなります。

アイさんの仕事の例で具体的に説明しましょう。

アイさんは、1か月の締め切りで行う仕事を六つのステップに分けてリストを作りました。その後、最初の「テーマを決める」について、スモールステップ化して、TODOリストを作成するところまで進みました。

次は、リストアップしたTODOリストの期限をチェックして、各項目を実行する日時を決めます。そしてその日時の欄に予定として記入します。

これで時系列どおりの作業手順書ができあがりました。あとは、そのまま実行に移すだけです。思ったよりも簡単だと思いませんか？

アイさんは、それまで「これもしなくちゃ、あれもしなくちゃ！　あれ？　次は何するんだっけ」とパニックになっていたと言います。視覚化できずに、頭の中だけでスケジュールを反復させる作業を頻繁にしなければならなかったことが、不注意の特性に拍車をかけていたようです。

アイさんはバーチカルタイプの手帳でスケジュールを視覚化することで、心配ごとが減り、目の前の作業に集中しやすい環境を作ることができました。

バーチカルタイプの手帳を使った時間管理スキルを身につけるために、私たちの認知行動療法の研究に参加されたＡＤＨＤの人たちは、次のような感想を述べています。

・自分がどのくらいの時間、家事をしているかわかった。
・こんなに家族のために頑張っているのだから、自分の時間を少しぐらいとってもいいと思えた。

・毎日、絶え間なく忙しいと思っていたけれど、謎の空白の時間があった。
・働きすぎていることに気づいた。働く時間を調整したい。

イメージや思い込みではなく、客観的に時間を把握できるようになったことで、今までとは違う気づきが出てくるようになりました。

しかし、アイさんは計画を立てていく途中でつまずきました。ひとつの仕事にどのくらいの時間がかかるのか、はっきりとわからなかったのです。たとえば、今月の特集を組むために、過去の記事に目を通す作業にどのくらいの時間を確保して予定として組み込めばよいのかわかりませんでした。これまでのアイさんはいつも締め切りに追われてバタバタとこなすばかりだったので、それぞれの工程にどのくらいの時間がかかったかなど記憶になかったのです。

また、自分のやる気がどのくらい続くのか、うまく参考となる記事が見つかるかどうか次第で、所要時間は大幅に変わりそうでした。こんな場合、多くの人は、「理想的な最短時間」を見積もってしまいます。実は、これが、計画を立てるときの失敗のもとなのです。

みなさんも、夏休みの宿題の計画や試験勉強の計画を立てたときに、当初見込んでいた所要時間と実際にかかった時間との間にギャップが生じて、計画倒れになった経験はないでしょうか。この時間の見積もりがいかに正確であるかが、計画を成功させるポイントです。これまで述べてきたように、ＡＤＨＤの人は「時間処理の障害」があるため、この見積もりについても対策が必要です。

時間感覚の不正確さは、実際に時間を計測し、タイムログを蓄積することでカバーできます。

失敗しない計画の立て方

タイムログをつけてみよう

タイムログをつけると、自分の時間感覚だけに頼らずに正確な所要時間を割り出すことができるため、失敗しない計画を立てることができます。実際にどの作業にどのくらいの時間がかかるのかを計測して、記録をつけてみましょう。

① 計測する項目を箇条書きにしておく

シーンごとに行うことを、時系列順に箇条書きにします。

たとえば、毎日の出勤であれば、「朝食（支度→食事を摂る→片づけ）・歯磨きと顔洗い・ヘアメイク・着替え・持ち物を整える」のように分けます。

一度にすべての計測をするのは大変ですから、最初は「ギリギリ」をやめたいシーンから実践してみましょう。

②ストップウォッチや携帯電話・スマートフォンに入っているストップウォッチ機能の操作に慣れる。

私のおすすめは、スマートフォンに最初から入っている時計のアプリのストップウォッチ機能の利用です。箇条書きにしたとおりの行動を始めるときに「開始」ボタンを押したら、項目ごとの行動が終わったときに「ラップ」ボタンを押します。「ラップ」ボタンでは一時停止しませんが、そのまま前の行動から次の行動に移るまでの時間も含めて計測します。「ラップ」ボタンを押すたびに画面に記録が残るので、その場でいちいちメモを取らなくて済みます。

③　実際に計測する

ＡＤＨＤの人や、ＡＤＨＤタイプの人は、不注意の特性があります。計測という作業が加わることで、会社や約束に遅刻や忘れ物をしてしまう、計測そのものを失敗してしまうことが考えられます。

また、この計測は早さを競うものではありません。

仕事に行く前の身支度の所要時間を計測するときは、休日などにいつもどおりを想定して行動してみる方が焦りませんし、失敗も少なく、行動そのものの見直しや気づきにもつながりやすいでしょう。そうはいっても、いざタイムを計測するとなると、いつも以上に早く準備をしてしまうものです。

こうして、いつもより張り切ってテキパキした状況のタイムログをもとに計画を立てても、実際のところあまり役に立ちません。そんなに毎日テキパキ動き続けられるのなら最初から計画立てで困らないでしょう。なるべく普段どおりのスピードで準備します。

ひとりでは無理そうだなと思ったときには、家族など協力者の力を借りましょう。お子さんなどが面白がって「よーいどん！」などとかけ声までかけながら、ストップウォッチで測ってくれるかもしれません。

④計測の結果から「ギリギリ」の原因に気づく

計測をする前に、自分ではどのくらいの時間のつもりでいたかも出しておき、計測結果と比較してみましょう。予想のあたりはずれをゲーム感覚で楽しめそうなら、計測してそのままにするのを防ぐことにもなると思います。

家の中での動線がすっきりしている人の場合は、各行動ごとではなく、ざっくりと部屋の場所ごとで滞在時間を計ってもよいでしょう。朝の出勤までのシーンなら、洗面所で10分、台所で15分、食卓で10分というようにまとめることができます。

逆に、動線が複雑になっている人は、注意力が分散し、忘れ物やうっかりミスが起きやすくなる環境と言えます。身支度の順序や必要な物の配置を変えるなどして、動線をシンプル化する工夫をしてみましょう。

いきなり頑張らない

手帳を使って時間管理に挑戦するときは、１日、３日、それから１週間と段階を追って慣れていきましょう。面白くなれば、毎日手帳を開くのが楽しみになると思いますが、忙しい日があると、手帳を開くことを忘れてしまうこともあるかもしれません。

そこで「ああ、やっぱり駄目だ」とは思わないでください。手帳はあくまでご自身のためにあるものです。多少さぼることがあったとしても、目を背けて逃げる必要はありません。

時々、「きれいに手帳を書くこと」が目的になってしまい、実際の自分には忙しくてハードすぎる計画を立てて疲れ果ててしまう人がいます。これはＡＤＨＤの人でなくてもよくある現象なのだそうです。

この現象は「手帳疲れ」と呼ばれ、手帳を使い始めて2～3か月経ったころに、「もう計画なんて立てるのは窮屈だ。手帳なんて見たくもない」となってしまうことがあるそうです。こうした経験から、手帳を使うことに挫折して、また元の生活に後戻りしてしまったという話も聞きます。新しい手帳を買っても、1年間使い切ったことがないという経験は広くあるものです。

ですから、最初からプレッシャーをかけすぎず、自分の必要最低限のメモを残して、時間管理をしていくのが得策かもしれません。

手帳を見る習慣をつけるには

予定が入ったり、決まったときは、できるだけその場で予定を書き込むようにすすめています。これは自分の記憶に対するセーフティーネット作りです。

一方、ＴＯＤＯリストや、自分で設定したやりたいことや買いそろえておくもの、準備しておくもののリスト作成は、家族や仕事に邪魔をされにくい自分だけの時間を確保して作業したいものです。

もともと長時間継続して集中するのが苦手なＡＤＨＤの人にとって、いわゆる「すき間時間」は短期集中に適しているのではないだろうかと考えています。これは、あくまで時間を無駄なく使うという趣旨ではありません。

銀行や病院のような場所での待ち時間は、お金や健康保険証などの重要な物を扱う場面ですので、忘れ物やなくし物をしやすい人は、こうした場所でのすき間時間は無理をしない方がよいでしょう。

同じ待ち時間であれば、多少自分のことに集中してくつろいでもいい美容室でのカラーリングなどのすき間時間などが向いているかもしれません。

こうしたときに、スケジュール帳を開いて、今日の予定を確認したり、この先の計画を立てたりするのです。このような時間を「スケジュール帳タイム」と呼んでいます。

「スケジュール帳タイム」のおすすめは、週に1度、自分ご褒美もかねて30分前後をカフェで過ごすことです。定期的に使える場所で、リラックスして自分のことに集中できる時間が持てるというのは、忙しくしている人にとっては贅沢な気分になるものです。

立派なカフェでなくても、１００円でコーヒーを頼めるファストフード店やコーヒースタンドでもよいでしょう。

人によっては30分でも長いと感じるかもしれません。都心では、大型書店にカフェを併設しているところもあります。お勤めの往復に見かけた気になるお店を開拓してみるのも楽しそうです。熱いコーヒーが適温になるくらいまでの間の待ち時間に手帳を広げ、短い時間で一気に済ませてしまいましょう。お昼ご飯を外で食べる人であれば、食後のコーヒーブレイクを利用して「スケジュール帳タイム」を確保する方法もあります。

時間短縮のコツ

重要書類を管理することが時間短縮の鍵

手帳を使った時間管理術は、お仕事をされている人だけのものではありません。手帳は、郵便物を積みっぱなしにして、重要な書類を紛失しがちである人や、支払いなどを忘れがちな人にも有効な管理ツールです。

表９（１６６ページ）に手帳で管理できる書類の仕分け例をまとめていますが、先ほど登場したリカコさんの例と合わせて説明しましょう。

リカコさんは、玄関に郵便物をダイレクトメールなどと共に山積みにしていました。そのうち明らかに不要なものはゴミ箱に入れて、捨ててもらいました。

捨てずに残した郵便物の中には、重要な書類が含まれていることがあります。

ポストに投函されるだけの普通郵便で郵送されてくるもので、重要なものには公租公課（自動車税や固定資産税など）の請求書類や、選挙のときに使う投票券、商品の支払いのための振込書などがあります。

表9　手帳で管理できる書類の仕分け例

	重要		重要ではない	
期限がないもの	再発行が難しいもの（健康保険証、年金手帳、保険の契約書など）	別に保存	自分や家族に関係がなく、興味もない商品やお店、サービスのチラシ・ダイレクトメール	捨てる
			興味を惹かれるチラシ、ダイレクトメール	その日のうちに見る。基本的に、捨てる
期限があるもの	支払いが必要なもの（公租公課、商品・サービス代金）	支払いを終えたら領収書だけ残して捨てる	クレジットカードの請求書、医療費のレシートなど	確定申告の終了など固定したタイミングでまとめて捨てる
	返信が求められているもの（申込、公的な確認、調査など）	返信を終えたら捨てる	サービス券・割引券	使う予定がないなら捨てる／期限が来たら捨てる
	特定の日に必要なもの（選挙の投票券、イベント、コンサートのチケット、他の手続きに必要な証明書類）	使い終えたら捨てる	よく行くお店のセールの案内	行かないなら捨てる
			興味があり行くか迷っているイベント案内	ケータイカメラで撮影して捨てる
	返信したいもの（手紙、贈答品があったとき）	期限をつけて終えたら捨てる		
	金券 修理保証書	期限が過ぎたら捨てる		

開封して対応が必要な物は、締め切り日を封筒の表や手帳に書き込んだうえで、手帳に挟み込んでおきます。お友達や知人からのお手紙で返事を出すものや、期間限定の優待券の類も同様にします。

領収書（レシート）のうち、返品交換や修理保証を受けるために必要となる高額家電などの保証書を兼ねているものは、手帳に貼ったり、挟み込んで有効期間内は保存します。有効期間を過ぎたものは、次に郵便物をチェックするときに処分します。

細かい家計簿をつけるのが苦手な人でも、毎月送付されてくるクレジットカードの請求書、医療機関にかかった際の明細書はまとめて手帳に挟んで管理してもよいでしょう。カードの請求書は必要がなければその都度捨てても影響はありません。医療費のレシートは医療費控除を受けるときに必要になるので注意が必要です。

ただし、手帳に挟み込むのは有効期限があるものに限定しましょう。書留などで送られてくる、再発行に手続きが必要になるような重要な書類は、これとは別の保管方法で管理します。たとえば、細分化されたファイルのように収納自体に時間がかかってしまうような方法は長続きしません。しまうのが面倒になってしまうからです。おすすめは、大きな箱を用意して、大事な書類は何でも入れておく方法です。この方法であればなくすことはなく、一か所に集めておくことができます。

こうして、手帳に予定だけでなく、重要書類やTODOリストなど情報が集約されてきました。手帳さえ開けば、今日何をすべきかがわかります。そして、今日投函する予定のはがきも手帳に入っているため、外出先でポストを見かけたときには、いつでも取り出せます。

ADHDの人の計画を邪魔するもののひとつに、TVやゲームやネットなどにはまってしまい、長時間続けてしまう「過集中」の問題が挙げられます。どんなに正確で緻密な計画を立てても、「ついついゲームをし続けてしまって計画倒れ」となることは、まれではありません。

では、こうした過集中にどのように対処していけばよいのでしょうか。

「過集中」の対処法

いかにコントロールするか

ADHDの人の脳は、新奇性があり、即時性がある刺激を好む傾向が強くあります。「報酬遅延の障害」では、この傾向を利用して集中の分散を防ぐ対処法を提案しました。

今度は逆に、「過集中」をコントロールするための対処法です。

この対処法は、単純にゲームだけの話に限りません。ゲーム以外にも過集中を起こしやすいものには、ネットサーフィンや読書、音楽などがあり、ゲームでなければ大丈夫という問題ではありません。

STEP1　なぜ「過集中してしまう」のか？

対処法を選択するために押さえておきたいのが、「なぜ、それをするのか」を考えることです。

アイさんの場合、自分が引っ越し後の片づけができないためにみじめな思いをしていて、それを紛らわせたいという理由がありました。悲しさや辛さなど強いストレスから逃れるために、身体を休めるよりも、手っ取り早く楽しいという報酬が得られるゲームに手を出していることがわかります。こういう理由でゲームに手を伸ばすことは、ＡＤＨＤではない人でもよくあることです。

このほかに、集中する感覚自体を楽しみたいだけの場合や、そのゲーム自体が好き、何かに集中することでひとりの時間が欲しいなど、人によって理由はそれぞれ異なります。

ＳＴＥＰ２　別の行動に置き換える

過集中してしまう理由がはっきりしたところで、具体的な対処法の選択に移りましょう。

ＳＴＥＰ１で、たとえばゲームそのものが好きでゲームをしたい人や、集中して何かをやり遂げること自体が目的の場合は、ＳＴＥＰ３へ進んでください。

ここで提案するのは、アイさんのように、ゲームを別なものに代替させる必要があり、ゲームに固執していない場合の対処法です。

アイさんの場合、ゲームに手を伸ばす一番の理由はストレスからの回避です。ゲームを行っている時間に本来しなければならないことは睡眠や休息です。十分な睡眠や休息をとらないために、そもそものストレスの元凶である片づけができず、仕事にも支障が出ています。悪循環で蓄積した強いストレスを忘れるには、より強いゲームのような刺激を必要としたのでしょう。

しかし、このままでは片づけができる状態からは、どんどん遠ざかってしまいます。

アイさんが前節で紹介したような対処法で片づけに向き合うためには、睡眠と休息をとる必要があります。

そこでアイさんには、ゲーム以外の睡眠につながるストレス解消法（入浴やストレッチ、安眠グッズの利用など）を探してもらい、できそうなものに置き換えることを試してもらうことにしました。

ＳＴＥＰ３　過集中に入る前の予防策が肝心

過集中に入ると、時間処理の障害も助長されてしまいます。夢中になることで、文字どおり「時が経つのを忘れてしまう」のが過集中状態だからです。

第１章で紹介した、本を読み出すと読み終えるまで寝食すら忘れてしまうお子さんのように、ゲーム以外でも過集中は起こります。好きなことは始めたら過集中が起きるかもしれないという前提で、対処法を考えましょう。

①　過集中してしまうものを報酬化する

第１章で過集中の例をお話しした際、好きなゲームが発売されると、仕事を休んでゲームに没頭する人を紹介しました。このように、メリハリをつけた予定を立てて、過集中してしまうものを報酬にしてしまうのも手段のひとつです。アイさんが締め切り前に仕事を終えたら、有名ブランドのバッグを買うことにしているのと近い話です。

過集中することがわかっているので、休息をとれる休前日の夜や、大きなプロジェクトの後のご褒美として休暇とセットにして予定を組みます。次の予定に支障をきたさない環境が整えば、罪悪感なく楽しむことができます。

その代わり、毎日の「ちょっとだけ」を完全にＮＧ化します。魅力的な大きい報酬で、毎日の小さな衝動を制御する方法です。

②時間以外の物理的な区切りで「ちょっとだけ」を設定する

どうしても衝動に勝てない場合は、ゲームであれば、レベル１ＵＰまで、バトルなら１ラウンドだけというように、時間以外の単位で終了できるときに必ずやめると決めます。書籍なら１冊単位、１章単位にする、模型や手芸も段階で区切って中断できるよう、最初から最後までできる状態を物理的に作らないというのも工夫のひとつです。

ゲームの場合、時間で区切ると逆に尾を引き、「あとちょっと」となって過集中にシフトしてしまうと、自力でやめるのが難しくなる場合も多くあります。

ゲームがスマホや携帯型ゲームである場合、あらかじめ充電をあまりせず、バッテリー残量がごくわずかな状態で始めることをおすすめします。

この方法ですと、「いつ電池がなくなって、ゲームが途中で終了してしまうかわからない」という余計なスリルを高めてしまうものの、必ず終えることができます。ゲーム開始前の過集中に陥っていない自分の判断能力で、バッテリーは家族に預けたり、簡単には取り出せないところにしまっておいたりするのが賢明です。くれぐれも、ゲームを始めた後の自分に関しては「私は、自分でゲームをやめられるほど強い人間ではない」と肝に銘じることです。

これもあらかじめ、どのくらいの時間が「ちょっとだけ」なのかを実測して、タイムログをつけてみるのもよいかもしれません。時間で区切りたいときは、決まった時間でやめること自体をタイムトライアルというゲーム要素に転換できると成功しやすいかもしれません。

③　集中できる環境を整える

不注意と衝動性からゲームなどに気をとられ、今やらねばならないことへの集中がそがれて、ついついゲームにとびついてしまうことを防ぐために、事前にゲームなどの脱線の誘惑のない環境を整える方法は非常に有効です。

ネットのつながらない場所で集中してやるべきことに取り組むのはいかがでしょうか。

テレビもネットの誘惑もなく、ほかにすることもないという空間を意図的に選ぶという理由から、長距離の移動の際に、あえて携帯電話をオフにして、特急や飛行機などを使わず、各駅停車の電車を選び、その中で作業時間を確保する人もいます。

中には、「家で作業するとすぐに寝てしまったり、テレビをつけたりしてしまうので、もっぱら作業は図書館やカフェだ」という人もいます。

衝動性の対処法――アンガーマネジメント

イライラ・怒りの感情とどう向き合うか

私は大人のADHDの人を対象にした集団認知行動療法の研究をし、参加者の皆さんには「時間管理のスキルを高める」ことを目的にしていただいています。その中で、思わぬ副産物がありました。それは「イライラが減った」というものです。

人は余裕があるときには、簡単に怒りを爆発させることはありません。これは、ＡＤＨＤではない人でも同じです。

しかし、ＡＤＨＤの三つの特性のひとつ、衝動性が関係する典型的な問題行動に、思ったことをすぐに言動に移すということがあります。これがイライラや怒りの感情と結びつくと、ＡＤＨＤではない人よりも着火、噴火が早く起き、その衝動も激しいことがあります。そのため、結果が酷くなることも多いのです。

しかし、理屈ではそれを知っていても、理想的な応対が行えないため、人知れず悩んできたのがＡＤＨＤの診断を受けている人や、ＡＤＨＤタイプの人です。

その場で生じた怒りに身を任せることは最もしてはいけない対応ですが、衝動性を抱えるＡＤＨＤの人や、ＡＤＨＤタイプの人が、そうならないようにするには、どのようにしたらよいでしょうか。

怒りの対処法

怒りの問題を抱える人の多くは「何とか我慢して怒りを抑えなければ」と考えがちです。

皮肉なことですが、忍耐には限界があり、個人の我慢だけでは解決することはできません。怒りを無理にねじ伏せようと頑張った結果、身体に異常をきたしてしまう人もいますし、場合によってはパワハラにまで発展してしまうケースもあります。

そこで、私がおすすめしているのは次のような対処法です。

① その場から逃げる

相手に爆発の火の粉を浴びせないだけでなく、火種から離れることで、さらなる着火の防止と冷静さを取り戻すことが大切です。そのため、一刻も早く自分がその場から立ち去ります。「その場から離れる」方法をとることを、「逃げている」とか「相手を取り残している」などの理由から好まない人もいます。

ＡＤＨＤの人や、ＡＤＨＤタイプの人が衝動性のために怒りを爆発させた場合、冷静になってから強い自己嫌悪に陥って、今度は自分を攻撃するようになってしまいがちです。そうなってしまうと、冷静さを欠いたままの状態が長引いて、相手との関係の修復がさらに難しくなります。

メールやネット上でのやり取りで怒りを生じたときも同じです。パソコンの前から離れる、スマートフォンを手放して違う場所に行くようにします。

② ひとりになって怒りを味わい尽くす

怒るのをやめる必要はありません。場を変えて、怒り尽くしましょう。怒りを「たいして怒っていないし」とごまかしたり、「怒りを感じてはいけない」と禁止したりしてはいけません。「ああ、ムカムカする！　私は今怒ってるんだ！」と認めて、そこから逃げないことが、この対応法の肝です。

怒りの取り扱いのポイントは、「そこに確かにある！」と正面から認めてあげることです。「怒ってもいいんだ」と許可を出すことではなく、「怒ってるよね。それは認めます！」と、起きたことに対する自分の判定に対して否定や肯定を行うのではなく、「自分がそのことに対して怒っているという事実」を受け入れるのです。

怒りは、その存在自体を認められると不思議と下がっていきます。反対に、怒りを下手にごまかしたり、禁止したり、見て見ぬふりをしたりすると、あとから爆発を招いたり、身体症状となって現れたり（高血圧など）と、別の形でより大きな問題を引き起こします。いわゆる怒りをこじらせないことがこの対処法のポイントです。

③　冷静になれたら、しきりなおす

十分に怒りを感じきると、やがて怒りは静まっていきます。自己嫌悪が起きるのはこの段階です。

怒りが静まったら、なぜ感情的になったかの分析ができる状態になっているはずです。「そうか！　○○が許せなくて怒ってるんだ！　本当は振り向いてほしいんだよね」と怒りの理由や背景についても目を向けることができるでしょう。

本当に伝えたかったことは何だったのか、もう少し主張すべきことがあったかもしれません。ひとりで決めつけずに相談してみてもよかったかもしれません。

こうして、同じことが起きないためにどうしたらよいかを一緒に考えてもらいましょう。

ひとりだけで頑張らない

ＡＤＨＤの人や、ＡＤＨＤタイプの人に限らず、怒りに問題のある人ほど、ひとりの努力に頼ろうとすればするほど長続きしません。なぜなら、私だけ頑張っているのに、我慢しているのにと、心の余裕を奪っていくためです。

アイさんの事例で、どのような対処法を取ればよいか、考えてみましょう。

アイさんは、疲れ切っている中で、苦手な料理に取り組んでいます。ＡＤＨＤのアイさんにとって、計画性を必要とする料理はかなりハードルの高い作業です。本当は休みたいのを我慢して、料理を頑張っていますが、ご飯の炊き忘れや買い忘れがわかって、余裕がないところにイライラが襲いかかってきています。

これでは、たとえ彼がメールに気づいてご飯を買って帰ってくれても、私だけ頑張っているのに、自分だけくつろいで！　というアイさんのイライラはおさまらなかったでしょう。このような状況では、アイさんだけがイライラしないように我慢するというのは、無理な行動目標です。

怒りの導火線に点火させない工夫

怒りの爆発を爆弾にたとえるならば、導火線に火がついてしまえば、爆発は時間の問題でしかありません。爆発しないですむ方法は、ただひとつ、そもそも点火させないことです。

具体的にはどうしたらよいでしょうか。

イライラを増大させる買い忘れは、未然に買い置きすることで防ぐことができます。しかし、それよりも大きいのは、アイさんが「ひとりで」イライラを募らせる不満を抱え込んでいることです。夕食の支度を一緒にしてもらうことや、頻度を減らすこと、料理をするのをゆとりのある休日に絞ることなど、アイさんが時間だけではなく心の余裕が持てるような環境を作れるよう、彼と話し合う場を持つことが大切です。

仲間と一緒に取り組むことで効果は倍増

社交性をプラスに活かす

繰り返しますが、ＡＤＨＤの診断を受けている人やＡＤＨＤタイプの人には、人間的な魅力があり、社交性がある人が多いと言われています。この特性を利用しない手はありません。

親友と一緒に半年がかりで資格試験に挑戦したＡさんは、勉強期間中、参考書１ページ分の学習が終わるごとにスマホで写真を送り合い、お互いに褒め合うことをご褒美にしました。これは、社会的報酬と言われるものです。

ＡＤＨＤの人にとって半年という期間は長く、単調で退屈な試験勉強を途中で放り出すパターンが多く見られますが、Ａさんは頑張りぬいて「合格」という最大のご褒美を得ることができました。

毎日の家事ができないことを悩んでいたＢさんは、できない家事のスモールステップ化をして、リストを表にしました。Ｂさんは、同じ悩みを持つＣさんと一緒にひとつ達成するごとにシールを貼っていきました。シール１枚では自分で美味しいコーヒーを淹れて楽しみ、２人とも５枚になったところで、一緒にカフェでティータイムを過ごしました。２人ともシール10枚になったときはランチに行き、15枚になったときは２人で新しい服を買いに出かけました。

ひとりでは今ひとつ盛り上がらないことも、友達が一緒だと、ご褒美の嬉しさは倍増します。中でも口紅や洋服など、視覚的にわかりやすいご褒美は盛り上がり、お互いのやる気をアップさせることにつながりました。

アイさんのその後

最後に、アイさんのその後を紹介しましょう。

アイさんは、毎月の仕事のスモールステップ化をし、手帳を使った時間管理でそれぞれのステップの実行日を決めて実行に移しました。

自己報酬プログラムでご褒美を設定したことで、やる気も出て、ようやく会社に泊まり込むこともせずに、締め切りに間に合うようになりました。ギリギリになってから体調を崩したり、手伝ってもらわずに仕事を仕上げることができるようになったことで、周りに迷惑をかけることもなくなりました。

上司からも「最近、テキパキしてるじゃないか！」と褒めてもらうことができました。

アイさんは仕事で得た自信から、家の片づけにも着手することにしました。

山積みの段ボール箱は、やはり気が重かったと言いますが、1箱を終えると、その後は勢いが加速して、2日間の休みの間にすべて片づけ終えることに成功したそうです。

そしてアイさんは、これからも一緒に生活する彼に自分のADHDのことを伝え、お互いによく話し合いました。

アイさんは、この取り組みを通じて、どうすればうまく仕事や彼との生活がやっていけるのか、道筋が見えてきたそうです。

体調も崩しがちで精神的にも辛い状態にあったアイさんの成功は、見守り続けることしかできない私にとっても大きな喜びでした。

第6章
周囲の人ができること

違いを受け入れる

ADHDの子どものときから見た親の姿

私は、子どものときにADHDの診断を受け、その後に成人となった100名超の人たちに「親に対してどのような対応を望んでいたのか」というテーマでインタビューを行ったことがあります。そのときに、彼らから聞くことができた親に対する思いは、大きく二つに分かれました。代表的な回答をいくつか紹介しましょう。

【肯定的な回答】

・親にも自分と似た傾向があったから、わりと理解してくれたことが助かった。

・高いところから飛び降りたり、危ない遊びをして、親にはたくさん心配かけましたけど、口うるさく言われた記憶はありません。そのことに感謝しています。

・親は仕事で忙しそうで、そんなに細かいことを言いませんでした。だから、ある程度、自分でやるしかないと思っていましたし、友達にも助けてもらっていました。

【否定的な回答】

・いつも親から完璧にできないと責められて、今でも自信が持てない。
・母からは、「女の子らしく、大人しくしなさい」と言われてきたけど、私には無理だった。
・父は体育会系の人間で「言い訳せずにちゃんとやれ」と言う人。私に対して理解がなかった。
・だらしない私は、大学を留年した時点から親から見離されています。

助かった、感謝しているという人たちと、逆に親に傷つけられた人たちという、対照的な結果です。

親に感謝しているという人たちの回答を見ると、親が細かく、ああしろ、こうしろと言ってくれたとか、失敗をしないようにしてくれたことを理由に挙げた人はひとりもいません。

一方、ＡＤＨＤではない人と同じ完璧さを求められた子どもたちは、親の理解がないために自尊心を傷つけられ、自信を喪失していることがわかります。

ＡＤＨＤを理解するということ

これまでも説明してきたように、ＡＤＨＤの人に対して、ＡＤＨＤではない人と同じ基準を求めることは「無茶ぶり」です。

親に対してネガティブな回答をした人たちの言葉を見ると、「完璧にできない」「女の子らしく大人しく」「言い訳せずにちゃんとやれ」「だらしない」といった言葉が並んでいます。こうした言葉から、彼らの親はＡＤＨＤのことを理解しないまま、子どもたちに厳しくあっていたことを示しています。厳しく言うことがしつけだと勘違いしている親は多くいます。

もちろん、厳しさ自体が悪いわけではありません。しかし、子どもが親の求めることをできなかったときや、失敗したときに、それをやみくもにきつい言葉で叱ることは、親の感情をぶつけているだけであって、教え導くという意味のある厳しさではありません。

親と家族以外の他人の違いは、コミュニケーションが未熟な子どもが、自分の置かれた状況を自ら説明しなくても理解してくれることにあります。しかし、その親がＡＤＨＤの特性を理解しないままでは、どんなに我が子を愛していたとしても、我が子にできないことを要求する「無茶ぶり」をしつけと勘違いして行うことになってしまうのです。

ＡＤＨＤを理解するということは、ＡＤＨＤの人を甘やかすことを許すことでも、そのために迷惑を被ることを甘受しろというのでもありません。

「桜切る馬鹿、梅切らぬ馬鹿」という故事があります。桜は切ったり折ったりすると、そこから腐りやすくなるので切ってはいけないが、梅は適度に剪定をしないと無駄な枝が伸びてよくない、ということから生まれた言葉です。種類に応じた対応をしなければ、どちらもダメにしてしまうことを説いています。

ＡＤＨＤの診断がつくことや、診断を受けることに対して否定的な受け止め方をする人たちは、失敗をＡＤＨＤのせいにしても何の解決にもならない、ＡＤＨＤであることを「言い訳」ととらえがちです。故事に合わせてたとえるなら、伸びた枝は切るものだろう、梅でも桜でも関係ないと言っているのと同じです。

前にもお話ししたとおり、診断がつくというのは免罪符を与える話ではなく、対処法がわかる、その人に期待できる範囲がわかるということなのです。つまり、枝の伸びた樹木があったときに、それが梅なら切ってよいのです。でも、桜だったらどこで切るか、切った後どうするかの対処なしに切ってはならない、その違いがわかるということです。

人はそれぞれ異なる知性や能力を持っています。だからこそ、いろいろな人と交わることで豊かな人間性を培うことができます。それと同じで、ＡＤＨＤの知識をもとに、その人の特性を知ることでどうしたらいいかがわかることは、実は周囲の人自身の人間力を豊かにし、高めることでもあるのです。

逃げ場のない追及をしない

こんな叱り方や責め方をしてしまったことはないでしょうか？

A「ちゃんとしなさいって言ったじゃない！」
B「ごめんなさい」
A「何度言ったらわかるの！」
B「……ごめんなさい」
A「謝るくらいなら、最初からちゃんとやってよ」
B「……ごめんなさい」

叱られているBさんが、どんどん逃げ場を失って追い詰められているのがわかりますか。
こうしたやり取りは、決して珍しいものではありません。

悪意があるわけではないのにやってしまったことについて、こんなふうに言われてしまうと、ＡＤＨＤの人でなくても辛いものです。

このように、本人が自責の念を感じているときに、それ以上にしつこく追及することは、望ましい態度ではありません。ＡＤＨＤの人やＡＤＨＤタイプの人は、特にこのような負の報酬を嫌う傾向が強く、何かをするという選択を避けるようになると、様々なことを先延ばしするようになります。

ＡＤＨＤではない人との間でも、このような追及をしたために、追及する理由は正しくても恨みの感情を生み出してしまうことがあります。追及する側からしてみれば、くやしさから一念発起するというシナリオを期待するのかもしれませんが、ＡＤＨＤの人やＡＤＨＤタイプの人の場合には報酬遅延の障害があり、ほかの生活シーンにも悪影響を及ぼすことでしかありません。

具体的に伝える難しさ

相手と意思疎通が取れず、不満が募ったとき、その相手に「〇〇としての自覚が足りない」とか「バカにしている」「自主性がない」という言葉を使ってしまったことはないでしようか？

言われた相手は直近に起きた出来事や会話の中に、批判されることがあったのだなと忖度します。しかし、こうした抽象的な概念で畳みかけられていくと、言われた方はだんだんどうしたらよいのかわからなくなります。

「じゃあ、どうしろって言うんだよ！」

こんなふうに逆切れされたとき、不満を募らせた側は、具体的にこうしてくれ、ということをはっきり言えないことがよくあります。もちろん、不満を募らせるくらいですから、具体的に何もなかったわけではないはずです。

このような会話は、家事や育児を巡る夫婦間の言い争いにありがちです。

妻は、逐一あれして、これしてと言わなくても、さっと手を貸してくれることや、代わろうか？　と言って協力してほしいと思っているのです。一方、夫側は、妻が大変だということはわかっていても、具体的にいつどんなふうにどうしてほしいかわからず、言ってくれればやるのにと思っています。

やりたくないのではなくて、経験がないから手を出せずにいるだけということもあります。この場合は家事・育児の例ですが、お互いがどのようなスキルを持っているかを熟知していない限り、抽象的な概念だけでは「臨機応変」を実現するのが難しいということがおわかりいただけるでしょうか。

大人同士でもこうなのです。まして、これが子ども相手となれば、抽象的な概念で忖度することを求めるのはあまりにも酷だということがわかると思います。

子どものＡＤＨＤはもちろんですが、大人のＡＤＨＤの人は子どものころから抽象的な概念で「ちゃんとしていない」と怒られることで自信を失わされてきた経験をしています。「先延ばし」が酷くなってきているときには、本人だけに原因を追及するだけではなく、周囲の人がどのような当たり方をしてきたかを考える必要もあります。「どんなに注意をしても聞いてくれない」という場合、むしろ問題はＡＤＨＤの周囲の人の伝え方にあるかもしれません。

経験の少ない子どもの場合は特にそうですが、本人がやっているつもりの行動と、客観的に求められている行動との間にギャップがあるときには、その溝を埋める、具体的な説明や指導が必要です。

具体的に伝えるということは、実際にやってみようとすると、相手の立場に立った想像力と丁寧さを要求される高度なスキルであることがわかります。そんなすごいことができるだろうか？　と不安になられた方もいらっしゃるかもしれませんが、練習が一番の解決法です。

これまで「ここまで言わなくてもわかっているはずだ」と思い込んで省略していたことを、具体的な行動レベルの言葉にして相手に伝えるのです。

忘れ物をしがちな子どもであれば、「ちゃんとしなさい」「忘れ物をしないように！」ではなく、前日のうちに「一緒に明日の準備をしようか」とうながしてみましょう。だらだらとテレビを見続けてしまいがちで、入浴を渋る子どもには、「気を引き締めて！」「しゃきっとしなさい！」と口酸っぱく言うよりも、「見たい番組は○時からだよね？　先にお風呂を済ませたら気持ちよく楽しめると思うんだけど、どうかな？」というように、渋る入浴がご褒美になるように誘導する方法も試してみましょう。

このように、どの場面で、どういう行動を求めるかを思い浮かべてから言葉にしていくと、少しずつコツがつかめてきます。いくつもの場面で困りごとがたくさん発生しているように見えて、ＡＤＨＤの本人が陥っているパターンはせいぜいひとつか二つです。こうしたパターンに気づくことで、親の側も伝えるコツをつかみやすくなります。

親のあなたができること

お母さんを振り向かせたい……

D君と両親は、一緒にデパートに買い物に出かけ、遅くなったのでレストランで夕食をとることになりました。思いがけず買い物に時間がかかり、両親は疲れ切っていました。デパートからレストランまで車で20分ほど移動しました。その間、D君は母親に話しかけますが、「お父さんと話があるから待ってて」と相手にしてもらうことができませんでした。

レストランに到着した後、席に案内されて、注文を終えても、両親は法事の打ち合わせに夢中で、D君の話の相手をしませんでした。

食事が運ばれてきて、母親が食事に手を付けようとした瞬間、D君は立ち上がり、レストランの中を歩き回り始めました。

母親は「早く席につきなさい！」と厳しい注意をD君にしました。

しかし、D君はそれを聞きません。これ以上、店内で大きな声を出すわけにいかない母親は、席を立ってD君を追いかけはじめました。母親はD君を捕まえることができず、さらに追いかける羽目になりました。

こうした事件があった後、D君の母親は私のところに次のように相談してこられました。

私の息子・Dは小学校2年生で、ADHDの診断を受けています。
レストランでの外食のときには決まって、席を立って歩き回ってしまいます。
何度注意しても言うことを聞きません。こんな調子では外食を諦めるしかありません。
これまでも厳しくしつけをしてきたつもりですが、何が悪かったのでしょうか。

具体的な事実から、D君の問題行動がどのようなメカニズムで発生したのかを分析してみましょう。

母親は、D君が席を離れて「鬼ごっこ」になってしまったことしか問題視していません。
しかし、レストランに入る前から、母親はD君からの問いかけを無視し、父親との話に夢中でした。D君の問いかけを無視し続けたことに気づいていません。

転機が訪れたのは食事が運ばれてきて、話が物理的に中断されたタイミングでした。

Ｄ君は、その瞬間を逃さず、立ち上がりました。すると、母親は厳しい叱責という形ですが、自分に対して反応してくれました。さらに逃げると母親は追いかけてきてくれました。Ｄ君の立ち回りは、母親とのコミュニケーションを得るというご褒美を得られる行為になっていたのです。

言うことを聞かせるだけでは解決しない

Ｄ君の母親が求める対応策の前に、改善しなければならないポイントがいくつかあります。会社で部下がＡＤＨＤ、もしくはその疑いがある場合にも共通することです。

それは、この章の最初にも述べたように、ＡＤＨＤがどのような特性を持っているかを本質的に理解できているのかということに関わります。

ＡＤＨＤでなくても、小学校3年生くらいまでの子どもは退屈を我慢することがとても苦手です。子どものＡＤＨＤの場合には、不注意よりも多動・衝動性の方がより強く現れる傾向にあります。ですから、ＡＤＨＤの診断を受けているという段階で、何かを我慢させる場合には、なるべく短い時間にとどめる工夫が必要でした。

母親だけではなく、父親も我が子のＡＤＨＤに対する本質的な理解をしていたら、このような場面で、父親が母親との話を中断し、積極的にD君に話しかけるというシナリオもあったのです。もしくは、父親が母親に法事の話は帰宅後にしようと提案し、D君と話をするように水を向けることもできます。

母親が父親と法事の話に夢中になる背景には、デパートでの買い物に疲れ切っていた母親が、大人と話をしたいという気持ちを抑えられなかったとも考えられます。子どもといる時間が長い母親にとって、同じ大人同士の会話はリフレッシュになることが多いのです。

介護の問題にも共通することですが、面倒を見る人がひとりで対応を抱え込んでしまわないようにすることも大事なことです。周囲の人自身が孤立せず、家族であれば母親だけではなく父親も、職場であれば上司ひとりではなく、補佐役の人や本人の同僚というように、役割分担が可能な「環境づくり」も考えましょう。

本人の努力も大切ですが、環境の与える影響ははるかに大きいものです。この環境を積極的に整えることは、ＡＤＨＤの本人のためだけではなく、主体的に指導や補佐役になる人の精神的な負担感や、実質的な負担を緩和する観点で大事です。そして、お子さんが大きくなったら、今度はご本人が自分自身のために環境を整えることで、生きやすくなることを教えてあげましょう。

子どもにどう言えば伝わるか

D君にはD君の言い分があるとしても、レストランで母親と鬼ごっこになるような行動は問題です。食事をする場所は鬼ごっこをしてよい場所ではありません。

では、母親はどうすればよかったのでしょうか。

ひとつは、行動療法の言葉では「消去」という対応です。問題行動に対する反応の結果がご褒美とならないようにすることです。この事例で言うと、D君が立ち上がってレストランで走り回ったとしても、注意してかまったり、結果的に追いかけて鬼ごっこにならないようにします。

そしてもうひとつは、代わりにどのような行動をしてほしいのかを具体的に伝えることです。

これをしないで無視するだけというのは育児放棄と言っても過言ではありません。もし周囲に迷惑がかかったら、子どもは自分のせいで親が他人から咎められるのを見ることになります。周囲は子どもをいい目では当然見ないでしょうし、親がさらに冷淡になれば、子どもは二重に深く傷つきます。どうすべきだったのかわからないまま、無視された子どもは、やけを起こしてより望ましくない行動に没頭していくか、自分は要求してもどうせ無理なんだと無気力になります。

前の節でもお話ししたように、具体的に指示をすることは難しいことです。

この場合では、指示する側が相手に身につけてほしい行動を明確にしなければなりません。

このレストランの場面で、母親は「早く席につきなさい！」と命令しています。確かに具体的ではありますが、意味するところは席を立つ前の、我慢する状況に戻ることです。言い方こそ違いますが、D君にとって、それではレストランに入ったばかりと同じように「待ってて」と言われたのと変わらないのです。

・ぼーっとしないで
・こぼしたらだめよ
・テレビばっかり見るのはやめなさい
・そんなひどいことばかりしないで

誰もが一度は誰かに対して口にしたことがあるのではないかという言葉です。

子どものしつけの中でも、こうした「～しない」という形の行動を命令していることは、思っているよりも多いのです。しかも、一度では聞かないので、二度三度と「～しないの！」

という言葉を母親が繰り返している光景をよく見かけます。

では、なぜこれでは子どもは言うことを聞かないのでしょうか。

「ぼーっとしないで！」を例に具体的な場面を想像してみましょう。

この言葉が使われるのは、階段やエスカレーターの前など、注意が必要な場面に多いようです。段差につまずいたり、ほかの人の迷惑になるような形になったときに「ぼーっとしてるから！」と叱責するときにも使われることが多いです。

「ぼーっとしないで！」は具体的な指示としては途中で終わっている言葉です。

段差のある場所に差し掛かったのであれば、「ぼーっとしないで、前を見て。今度は階段だよ」などと言うべきなのです。

私たちは成人するにつれ、無意識のうちに「言わなくてもわかるだろう」と言葉を省略してしまいがちです。してほしい行動を具体的に伝えれば、子どもにもきちんと伝わるのです。

D君の母親のこの場合であれば、

・戻っておいで。一緒に食べよう！
・戻っておいで。話をしようよ！

席に戻ることを促すだけではなく（離席を咎《とが》めるだけではなく）、席に戻ることで得られるご褒美（この場合は母親が相手をすること）を具体的に示すことが望ましいのです。ＡＤＨＤに対する本質的な理解があると、より適切で効果的、具体的な言い方を思いつくことができるようになります。

具体的な言い回しについて、参考になる作品があります。

日本では『ひとまねこざる』（岩波書店）という題名で１９５４年に翻訳、出版されているＨ・Ａ・レイの絵本です。１９９９年からは『おさるのジョージ』というタイトルになり、ＴＶアニメ化もされています。

主人公のおさるのジョージは好奇心旺盛な子ザルです。毎回、飼い主の黄色い帽子のおじさんの言うことを聞かずに、何かしら問題を引き起こします。そんなジョージに対して、黄色い帽子のおじさんは、穏やかな口調で、これからどうすればいいのかを丁寧に教えています。ときにはジョージの言い分も聞いてあげ、どうしてそうしようと思ったのかも伝えることがあります。

黄色い帽子のおじさんの穏やかさは、きっと大人の心も癒してくれると思います。

「習慣」という財産

子どものＡＤＨＤに対して、大人のＡＤＨＤのような認知行動療法的なアプローチは難しくて無理だと思われそうですが、決してそうではありません。中でも、親と過ごす長い歳月で身につけさせることができる「習慣」は最も効果的で、何物にも代えがたい財産となります。

①　睡眠

朝起きて夜眠るという、基本的な生活リズムは親が残せる貴重な財産です。

６歳になる前の子どもは８時前に就寝させるようにしましょう。これでも世界では遅い時間です。日本ほど子どもが夜更かししている国はありません。

ＡＤＨＤの子どもにとって、睡眠時間は次の日の記憶や判断力のための大事な休息時間です。ＡＤＨＤの原因が本当に脳の実行機能障害だとするならば、脳の持つ能力を最大限に活かすためにも、なおさら睡眠は必要です。

②時間管理

睡眠時間（就寝時間）を軸に、基本的な一日の過ごし方の習慣づけを通じて、時間管理の意識を持たせるように働きかけましょう。

よく「次は〜しなさい」「早く〜しなさい」と急かしてしまいがちですが、前もってすべきことを自分で考えさせ、選ばせるようにします。

たとえば、お友達の家に遊びにいったときに、時計を見て夕方4時になったら、4時だから遊ぶのをやめて帰る、ということを自分で決められるようになるということが理想です。

「起きてから保育園に行くまで、何をするんだっけ?」と、子どもとTODOリストを作るような会話を増やし、最初は文字ではなくて、お絵描きで部屋の様子（お風呂、リビング）を書いてもらうなどしてもよいでしょう。

小学生になると、学校の時間割ができて、曜日によって学校からの帰りが早い日、遅い日が出てくるようになります。習い事を決めるときには、子ども主体でスケジュールを決定すると、自覚を持つ刺激的な経験となり、時間を守ろうという意識が芽生えるでしょう。

時間処理の障害は、自分だけではどのくらいの時間が経過しているかを正しく感知できないということであって、それに代わる時計を見る習慣をつけることや、学校や地域の放送（時報）、空の明るさなど、時を知る情報を得る習慣をつけることはできます。

③ 忘れ物

最初は時間がかかるので、親の側にも根気がいりますが、親が何でもしてしまうのではなくて、子ども自身に準備をさせて、「準備をする」という行為を外出前の習慣にしましょう。幼稚園や保育園でいうと年中くらいのころから、何を準備するのか、子ども自身に考えさせる経験を増やします。時々失敗して忘れてしまうかもしれませんが、その結果、どのくらい困るのかを知るのもよい体験です。

失敗したときは、叱るのではなく、一緒に忘れ物をしない工夫を考えます。いつもハンカチを忘れることが多い場合は、「ハンカチ忘れてるでしょ！」と感情的に叱るのではなく「最初にハンカチから準備しようか?」「ハンカチをしまう場所をカバンの近くにする?　そうすると目について忘れにくいよね」というような準備の手順や収納場所などの助言も行います。

中には小学1年生で「ぼく、ティッシュをどうしても忘れちゃうから、学校の引き出しの中に予備を入れてるんだ」と自ら工夫をした子どももいます。自分自身で忘れ物をしない工夫を楽しめるようになればしめたものです。

④自己報酬プログラム

やりたくないことに重い腰を上げるための自己報酬マネジメントを幼少期に学ぶことができれば、理想的です。

大好物を先に食べるか、後に食べるかは好みの問題と言われますが、ADHDの子どもに対しては、できるだけ大好物を後に選ぶような習慣をつけてあげましょう。

これは、親が口で言って強制するよりも、手本を見せることが有効です。親自身が、夕食後の食器洗いを先延ばしにして、だらだらとテレビを見ていては、悪いお手本にしかなりません。「食器洗いは面倒だけど、それを終わらせてからすっきりした気分で見るテレビは最高!」と、態度で示すようにします。

後回しにしたいことを先に頑張り、その後で楽しいことや、好きなものを得て、その喜びが先に報酬を得ることよりも大きいことをできるだけ多く体験させ、本人が納得することです。

最終的には、子ども自身が、やりたくなくてもしなくてはならないことに対して、自分でその後の楽しみを用意し（用意できる発想を持てるようになり）、途中で放棄せずに取り組むことができれば、この習慣は大人になっても維持することができます。

この習慣があれば、目の前の大好きなゲームを我慢して、先に勉強を終わらせることで成績が伸びたり、受験で合格したりとよい成果を収めることができるでしょう。

最初は、１食ごとに食事をすませるところから始まって、１日のうちに終わるもの、宿題のように日をまたぐもの、夏休みの宿題のように月をまたぐものと少しずつ長期間かかるものに対しても同様に取り組めるよう支えていきましょう。

大切なルール作り

まれに、万引きや友達のお金を盗むなどの窃盗行為、暴力が見られる場合もあります。このような場合は躊躇せずにすぐ専門家に相談してください。

全国にある少年鑑別所では、こうした非行や非行につながりかねない子どもに関する相談窓口を設け、心理学の専門家である職員が対応しています。ここでは、保護者による子どもとの接し方について相談もできますし、子ども本人の継続的なカウンセリングも行われています。無料というのも魅力的です。これは平成26年から始まった新しい取り組みで、これまで非行に関する相談窓口が少なく困っていた保護者に好評のようです。

窃盗行為や暴力行為は、遅れれば遅れるほど被害が大きく深刻化し、対応が難しくなります。早い段階での対応が必要です。

また、ADHDの有無とは関係なく低年齢化が問題となっているのが、キャッシュレスの取引で大金を使うことです。これは、ゲームの課金やインターネットショッピングが簡単にできるようになったことで起きている問題です。

お金は、欲望のままに使ってよいものではないことを繰り返し教え、ルールを決めましょう。自己コントロールを許してよいのは、目に見えて制限がわかりやすい現金に限定し、その範囲内で失敗の経験を積ませるとよいでしょう。

ボタンひとつで欲しいものが取り寄せられるスマートフォンやパソコンを使ってのキャッシュレスの取引は、早い段階ではさせない方が望ましいと考えます。スマートフォンであれ、パソコンであれ、その裏付けとなるのは現金での取引の経験です。ゲームの課金によって数百万円もの高額な請求を求められた場合は、もはや小さな失敗ではすみません。

子どもにスマートフォンやパソコンをまったく使わせないという選択は取りにくくなっています。どちらも子どもの使用に対して制限をかける方法をサービスとして提供しているので、そういったものも使いながら、社会のルールと共に、明確に、してほしくないことを伝えましょう。

子どもは、大人が想定する以上に、低年齢ほどスマートフォン、ゲームなどに依存しやすいことを覚えておく必要があります。大人なら、「仕事中はスマートフォンを触らない」と切り替えることは容易ですし、「仕事に支障が出るほど睡眠を削ってまでスマートフォンをいじることなんてない」というのが大半の人でしょう。しかし、子どもの場合には、こうした制限は効きにくいため、使用を子どもの自主性にまかせておくのは大変危険です。「○時以降は自室で使わない」などの明確なルールが必要です。

とはいえ、スマートフォンやパソコン、ゲームは子どもたち同士のコミュニケーションツールでもあるので、過度な対処（ゲーム機を壊す、処分する）は場合によっては逆効果になることも視野に入れて、コントロールしましょう。

ゲームで注意が必要なのは、過集中を起こすことです。ルール作りは、過集中が起きてからではなく、過集中を起こす前、ゲームを買う前にすることをおすすめします。親と子どものお互いが「〇時以降はプレーしない」などのルールにあらかじめ納得して、共に決めていることが、ルールの効力を上げるのです。

一度決めたルールは、親も子どももお互いに毅然とした態度で守ることも必要です。一方でプレー時間を制約しても、時間を厳守することばかりに重きを置くのではなく、最初は決めた時間に近いところで「自ら」ゲームをやめることができたことや、1分でも短縮できたことを褒めるといった工夫もよいでしょう（「ゲームのプレーを自分で制約できるとご褒美がもらえる」に置き換える）。

上司のあなたができること

繰り返されるケアレスミス

FAXの送信先や契約書の名前、あるいは金額の記載を間違えるなど、些細であっても同じようなミスを繰り返している場合、積み重なると大問題に発展することがあります。

ケアレスミスを繰り返させないためには、まず、その人のデスク周りの環境をチェックしましょう。集中が切れやすいような状況になっていないでしょうか。

終始来客があり、入れ代わり立ち代わり話しかけられる、よく雑談をする同僚が隣にいる、頻繁に電話対応をせざるを得なくなっているなど、本人の意志にかかわらず、ミスが出やすい環境にあるのであれば、本人に働きかけるよりも先に環境を改善する必要があります。

ファストフード店などに行くと、高額紙幣の支払いをした際に、従業員同士で声掛けをしている場面があります。これは釣り銭のトラブルを防ぐために行われていることですが、職場の人員構成が許すのであれば、同じ業務を行っている人同士でダブルチェックを行わせることもケアレスミスの防止策のひとつです。

本人に対しては、どのようなミスを繰り返しているのか、どうしてミスが起きているのかを分析させ、できることを実行させます。目につくところに、忘れがちな作業や、間違えやすいことを再確認したかをリマインドするため、付箋やシールを貼るといった方法も対処法としては有効です。

紛失物を防ぐ

複数の人で情報などを共有する職場では、整理整頓ができているか、情報管理ができているかは企業の生命を左右する場合もあります。本人だけしか使わないデスクや、外部の来客から見えないとしても、整理整頓自体が重要な仕事であることを認識させましょう。

最近は、固定のデスクを持たせない企業も出てきています。物理的に溜める場所（とりあえず置きっぱなしができる場所）をなくしてしまうことで、大事なものがどこかに紛れてわからなくなることを防ぐことができます。

ＡＤＨＤの人に対しては、書類をその都度出し入れさせること、とりあえず置いておくといったように放置しておくことを許さないという2点がポイントです。

ＡＤＨＤの人にとっては、後からまとめて片づける、処分することは困難です。したがって、整理整頓がされた状態を維持することを基本としましょう。個人で保管する必要のある書類でも、整理方法や収納場所はあらかじめ決めておいてあげる方が、本人の混乱を防ぎ、「とりあえず置いておく」化を防ぐことができます。

計画性が低いとき

計画性が低く、プロジェクト（あるいはミッション）の遂行に問題が起きている場合には、ＡＤＨＤの時間処理の障害と、抑制制御の障害の観点から対処が必要です。

抑制制御の障害が強い場合、計画を立てる前に動き出してしまい、場当たり的な対処に終始して混乱をきたしてしまいます。これは、特別に計画書を作るほどのことではない場合、とりあえず何とかしなければと衝動的に動いてしまう場合にありがちです。

見積もりの甘さで計画倒れになってしまう、締め切り（納期）にいつも間に合うかどうかギリギリになってしまうという場合には、時間処理の障害が起きている可能性があります。

本人にはステップごとのタイムログをとらせ、計画の立て方の基本を教え、理解させる必要があります。予備日とタイムログに合わせた期限の設定をし、長期計画の場合には、途中で遅れを調整する方法や、思い切って計画を見直すときには、どういうタイミングが望ましいかも伝えましょう。

ＡＤＨＤの人には、あらかじめステップを示したマニュアルが有効です。マニュアルを見て、そのとおりに動けばよいような、時間経過に沿って書かれた具体的な手順書であれば効果的です。手順書を作るほどのことではないものについては、本人に自分用のマニュアルを作成させておくとよいでしょう。

仕事に手がついていないとき

しなければならない仕事があるのに、重要度の低い自分の好きな仕事ばかりをすることがあります。これも「先延ばし」の一種です。

しなければならない仕事を実際以上に「難しい」と見積もっている場合や、やりたくないと逃げている場合があります。いずれの場合にも、これまでの失敗体験や未知のために不安がある、モチベーションを感じないといった要因が考えられます。

なぜ着手が進まないのかによって、本人も周囲も対応策は変わってきます。着手や遂行の遅れが見られるときは、困難の有無と理由を確かめましょう。

失敗や未知のために萎縮しているのであれば、計画の見直し（前項を参照）や、上司や同僚が一緒にその業務を行って結果を出してみましょう。安心し、自信が持てるようになれば、手をつけられるようになれると思います。

モチベーションの問題であれば、業務の中で本人がそれをやる意味を説明します。人は、誰かの役に立てるということに価値を感じるものです。それが無意味ではないということを伝えましょう。ミッションやプロジェクトによっては、その成否が本人の処遇や給与・報酬に直結することもあります。

この際、先延ばしをするすきを与えないのがポイントです。

広い視野を失っているとき

過集中のために業務の一部が面白くなると、それだけに熱中し、ほかの業務をおろそかにすることがあります。

長時間熱心に仕事をしているのに仕事が進んでいない場合には、声をかけます。明らかにこの傾向が顕著な場合は、ひとりで業務をさせず、過集中を起こさない人とペアで仕事をさせることも選択肢に入れましょう。

注意をするときは、「やめなさい」ではなく、いつまでにどの仕事をというように、手をつけていない作業が残っていることを認識させ、優先順位を明確にして、具体的な仕事の進め方を指示しましょう。視野が狭い、視野を広く持てという言い方では何が問題視されているのか伝わらないことが多いので、具体的に状況を伝えたうえで、仕事の遂行計画を練り直させてもよいでしょう。

これも前節同様「先延ばし」のバージョン違いです。

モチベーションを維持しようとして、過集中を起こした作業を褒めることをしないように留意してください。うかつに評価をしてしまうと、なおさら過集中を起こした仕事にのめりこんでしまう可能性があります。

作業を忘れてしまうとき

何かの作業を行っているときに、別の作業が横入りしてくると、それまで行っていた作業を忘れてしまうという場合があります。

たとえば、資料のコピーをしている間に、来客のお茶出しを頼まれ、お茶出しを終えるころにはコピーの途中だったことを忘れていた、というケースです。

こうしたことは、接客業や人手が少ない職場では珍しくありません。飲食店で先に注文しようと思って声をかけたのに、どんどんほかのお客さんに声をかけられて後回しにされてしまったり、忘れられてしまうという経験をしたことがある人も多いでしょう。つまり、こうしたことはＡＤＨＤではない人でも十分起こりうることです。

職場環境にもよりますが、こうした不注意のために業務に大きな支障がある場合は、本人に自分が今行っている業務が終わるまでは、ほかの依頼を引き受けなくてもよいとし、周囲にも頼み事はほかの手が空いている人にさせることを徹底させます。

また、ケアレスミスの対策と同様で、本人の集中力を阻害するような環境がないか確認し、場合によっては配置転換を考えてもよいでしょう。そのポジションが、マルチタスクな業務を求める場合、マルチタスクに適応することが困難な人を無理に当たらせることは本人にとっても過酷ですし、生産性も上がりません。

ＡＤＨＤ対策は特殊ではない

ここまで記してきた対応策を見ていただくと、上司や同僚がＡＤＨＤの特性を理解し、動線や環境、システム的なアシストでＡＤＨＤの人の実行機能障害を補完することは、実はＡＤＨＤではない人にとっても働きやすい環境を作ることと重なっているケースが多くあります。

ＡＤＨＤの特性は、必ずしも特殊ではありません。誰にでも、ＡＤＨＤの人がしがちな失敗をする可能性はあるわけですから、ＡＤＨＤではない人が、ＡＤＨＤを理解するということは決して余計な仕事が増えるというマイナスととらえるのはもったいないことではないかと思います。むしろ、ＡＤＨＤの人のサポートや業務改善をすることは、仕事の生産性を高めるチャンスととらえることができるでしょう。

おわりに

本書で紹介したＡＤＨＤの人のための認知行動療法プログラムは、２０１６年に福岡市内でスタートしました。これまでにプログラムを修了した人は32名にのぼります。

私たちが当初このプログラムで期待したのは、「約束の時間を覚えていること」「遅刻をしないこと」「やるべきことを忘れず実行すること」「締め切りに間に合うように作業を終えること」というように、時間管理に関する行動面での変化でした。しかし、グループの中で起きた変化というのは、私たちの想定する以上のものでした。

ある参加者は、自分自身の時間の使い方を振り返ることを通して、生き方を変える決心をしました。

その人は、タイムログをとることで、１日のほとんどが家事や育児に追われていることに気づきました。

私の人生は、一体、誰のための人生なのだろう。

もう少し自分を大切にしてもいいのではないか？

こう思うようになったと言います。この人は、プログラムの修了を機に、自分らしい人生を歩みだす決断をしました。

別の参加者は、自己報酬マネジメントのセッションを通じて、どうしてもご褒美を設定できない自分に気づきました。

私にはＡＤＨＤのせいで失った時間があまりに多い。

それを取り戻さなくてはという焦りもある。

そんなできていない自分にご褒美なんて、いけない気がする。

削り込んで低くなった自尊心が日常化して、このような考えが当たり前になっていたのです。この人は、果敢にも、ご褒美に値しない自分からの脱出を試みました。

方法は、逆説的なものでした。

いけないことだと思い込んでいるご褒美を与え続けるという実験です。

しばらくすると、少しずつですが、その人に変化が見えました。ご褒美を自分に与えることに慣れてきたというのです。表情が晴れやかになり、先延ばしの癖がついた様々なことをこなせるようになっていきました。

行動が思考を変えるという実例を目の当たりにした、私にとっては衝撃的な出来事でもありました。

長年抱えていた家族の問題を解決された人もいます。親であるご本人が時間管理プログラムで動き出すと、子どもたちが自立し始めたというのです。その人の家庭ごと変化が起こるのです。これは完全に予想外の出来事でした。

自分を好きになることができた人もいましたし、イライラが減って家族との関係が修復されてきたという人もいました。部屋が片づいたことで家族に喜ばれた人も多くいました。

本書を書きながら、過去の時間管理プログラムでの変化を改めて振り返ってみると、時間管理プログラムとは、時間を管理していたというよりも、自分自身を管理する、いえ、自分自身を創造するプログラムだったのではないか、そんなふうに思います。

時間管理の必要性は、近年急速に高まってきています。

特に、人生のなるべく早い時期に時間管理を身につける教育が必要なのではないかという気運が高まっています。株式会社NOLTYプランナーズでは、中高生を対象に、学校単位でスケジュール帳を用いた時間管理教育を実施しています。小学生以降をターゲットにした「時間の使い方」に関する書籍も人気を集めています。

また、本書で紹介した時間管理プログラムは、特に時間管理に特化していることから、一度精神的な問題のために仕事を休むことになった人が再び職場に復帰する際に効率のよい仕事の仕方を学ぶために、医療機関のリワークプログラムとして提供されています。

あるカウンセリング専門機関では、ADHDの人を対象に、ビデオ通話を用いたオンラインで認知行動療法プログラムを提供しています。ある地方自治体では、職員の初任者研修や、時間管理に問題意識を持つ職員を対象に時間管理に特化した認知行動療法プログラムを実施しています。ある幼稚園では、保護者向けにこの認知行動療法プログラムを提供し、自分自身の時間管理だけでなく、我が子に時間管理を教える試みも始まっています。

本書は、大人のＡＤＨＤの人や、ＡＤＨＤタイプと呼んでいるＡＤＨＤの疑いを感じている人が少しでも自分自身を理解して受け入れ、生きづらさではなく、楽しさを感じていけるようになってもらえたらという願いを込めて執筆しました。

本書との出会いが、自分自身の気づかなかった側面との出会いとなったり、自分らしい人生を歩むためのヒントとなっていれば、こんなに嬉しいことはありません。

最後までお読みくださいまして、本当にありがとうございました。

中島美鈴

２０１８年８月

Virta, M., Vedenpää, A., Grönroos N. Chydenius, E., Partinen, M., Vataja, R., Kaski, M., Livanainen, M. (2008). Adults with ADHD benefit from cognitive-behaviorally oriented group rehabilitation A study of 29 participants. Journal of Attention Disorders, 12(3); 218-226.
Zylowska, L., Ackerman, D. L., Yang, M. H., Futrell. J. L., Horton, N. L., Hale, T. S., Pataki, C., Smalley, S. L. (2008). Mindfulness Meditation Training in Adults and Adolescents With ADHD : A Feasibility Study. Journal of Attention Disorders, 11(6); 737-746.

第6章

H.A.レイ（文・絵）、光吉夏弥（翻訳）
『ひとまねこざる』岩波書店（改版）、1998年

《ワークブック形式の参考文献リスト》

S・A・サフレン（著）、坂野雄二（監修、翻訳）
『大人のＡＤＨＤの認知行動療法　本人のためのワークブック』（日本評論社、2011年）
メアリー・V・ソラント（著）、中島美鈴（翻訳）、佐藤美奈子（翻訳）
『成人ＡＤＨＤの認知行動療法 実行機能障害の治療のために』（星和書店、2015年）
中島美鈴（著）、稲田尚子（著）
『ＡＤＨＤタイプの大人のための時間管理ワークブック』（星和書店、2017年）
ラッセル・A・バークレー（著）、クリスティン・M・ベントン（著）、山藤奈穂子（翻訳）
『大人の ADHD ワークブック』（星和書店、2015年）

Sonuga-Barke, E. (2003). The dual pathway model of AD/HD: an elaboration of neuro-developmental characteristics. Neuroscience & Biobehavioral Reviews, 27 (7), 593-604.
Sonuga-Barke, E. Bitsakou, P., Thompson. M. (2010). Beyond the dual pathway model: evidence for the dissociation of timing, inhibitory, and delay-related impairments in attention-deficit/hyperactivity disorder. Journal of the American Academy of Child & Adolescent Psychiatry, 49 (4), 345-355.

第3章

Wilens.T. E., Spencer. T. J., Biederman. J.(2002). A review of the pharmacotherapy of adults with attention-deficit/hyperactivity disorder. Journal of Attention Disorders, 5, 189-202.
Wolf, L. E., & Wasserstein, J. (2001). Adult ADHD: Concluding thoughts. Annals of the New York Academy of Sciences, 931, 396-408.
Emilsson, B., Gudjonsson, G., Sigurdsson, J. F., Baldursson, G., Einarsson, E., Olafsdottir, H., & Yong, S. (2011). Cognitive behavior therapy in medication-treated adults with ADHD and persistent symptoms : a randomized controlled trial. BMC Psychiatry,11; 116.
齊藤万比古（編集）
『注意欠如・多動症—ADHD—の診断・治療ガイドライン 第4版』じほう、2016年
Jensen, C. M., Amdisen, B. L., Jørgensen, K. J., & Arnfred, M. H. (2016). Cognitive behavioral therapy for ADHD in adults: systematic review and meta-analyses. ADHD Attention Deficit and Hyperactive Disorders, 8, 3-11.
Knouse, L. E., Teller, J., Brooks, M. (2017). Meta-analysis of cognitive-behavioral treatments for adult ADHD. Journal of Consulting and Clinical Psychology, 85(7),737-750.
Solanto, M. V., Marks, D. J., Mitchell, K. J., Wasserstein, J., Kofman, M. D. (2008). Development of a new psychosocial treatment for adult ADHD. Journal of Attention Disorders, 11(6); 728-736.
Solanto, M. V., Marks, D. J., Wasserstein, J., Mitchell, K., Abikoff, H., Alvir, J. M., Kofman, M. D. (2010). Efficacy of Meta-Cognitive Therapy for Adult ADHD. American Journal of Psychiatry, 167; 958-968.

Bielefeld, M., Drews, M., Putzig, I., Bottel, L., Steinbüchel, T., Dieris-Hirche, J., Szycik, G. R., Müller, A., Roy, M., Ohlmeier, M. and Theodor te Wildt, B. (2017). Comorbidity of internet use disorder and attention deficit hyperactivity disorder. Two adult case-control studies. Journal of Behavioral Addictions, 6(4), 490-504.
Fischer, M., Barkley, R. A., Smallish, L., & Fletcher, K. (2002). Young adult follow-up of hyperactive children: Self-reported psychiatric disorders, comorbidity, and the role of childhood conduct problems and teen CD. Journal of Abnormal Child Psychology, 30, 463-475.
Murphy, K. R., & Barkley, R. A. (1996). Attention deficit hyperactivity disorder adults: Comorbidities and adaptive impariments. Comprehensive Psychiatry, 37, 393-401.
Rasmussen, P., & Gillberg, C. (2000). Natural outcome of ADHD with developmental coordination disorder at age 22 years: A controlled, longitudinal, community-based study. Journal of the American Academy of Child and Adolescent Psychiatry, 39, 1424-1431.
Weiss, G., & Hechtman, L. T. (1993). Hyperactive children grown up (2 ed.). New York: Guilford.
内山敏・大西将史・中村和彦・竹林淳和・二宮貴至・鈴木勝昭・辻井正次・森則夫 (2012). 日本における成人期 ADHD の疫学調査ー成人期 ADHD の有病率についてー． 子どものこころと脳の発達、3(1)、34-42.
DSM-5（『アメリカ精神医学会による精神疾患の診断と統計のマニュアル (Diagnostic and Statistical Manual of Mental Disorders)』最新版 2013 年）

第2章

ハインリッヒ・ホフマン（著）、いとうようじ（訳）、伊藤光昌（編）、伊藤良昌（編）
『ぼうぼうあたま』（日本語版）「初版（1936 年）あとがき」銀の鈴社、2006 年　28 頁
Ramsay, J. R.& Rostain, A. L. (2007). Cognitive-Behavioral Therapy for Adult ADHD: An Integrative Psychosocial and Medical Approach (Practical Clinical Guidebooks). London: Routledge.
Brown, T. E. (2005). Attention deficit disorder: The unfocused mind in children and adults. New Haven, CT: Yale University Press.

引用文献

はじめに

サリ・ソルデン（著)、ニキ・リンコ（翻訳)
『片づけられない女たち』（WAVE 出版．2000 年)

第１章

Brown, T.E. (1996). Attention-Deficit Disorder Scales : Manual. San Antonio, TX : The Psychological Corporation.
Brown, T. E. (2005) Attention deficit disorder: The unfocused mind in children and adults. New Haven, CT: Yale University Press.
Kessler, R. C., Adler, L., Barkley, R., Biederman, J., Conners, C., Demler, O., Faraone, S., Greenhill, L., Howes, M., Secnik, K., Spencer, T., Ustun, T., Walters, E., & Zaslavsky, A. (2006). The prevalence and correlates of adult ADHD in the United States: Results from the national comorbidity survey replication. American Journal of Psychiatry, 164, 716-723.
土屋政雄・川上憲人（2007）．成人 ADHD の疫学と職場におけるインパクト：米国 NCS-R 調査から．産業ストレス研究、14、65-71.
Hofvander B., Delorme R., Chaste P., et al : Psychiatric and psychosocial problems in adults with normal-intelligence autism spectrum disorders. BMC psychiatry 9 : 35, 2009
Barkley,R.A., et al. (2006). Young Adult Outcome of Hyperactive Children: Adaptive Functioning in Major Life Activities. Journal of the American Academy of Child & Adolescent Psychiatry, 45(2), 192-202.
Barkley, R. A. (2002). Major life activity and health outcomes associated with attention-deficit/hyperactivity disorder. Journal of Clinical Psychiatry, 63(Suppl. 12), 10-15.
Barkley, R. A., Murphy, K. R., & Kwasnik, D. (1996). Motor vehicle driving competencies and risks in teens and young adults with attention deficit hyperactivity disorder. Pediatrics, 98, 1089-1095.
Biederman, J. (2005).Attention-deficit / hyperactivity disorder : A selective overview. Biological Psychiatry, 57, 1215-1220.

編集協力　高橋聖子

中島美鈴（なかしまみすず）
1978年福岡県生まれ。臨床心理士。専門は認知行動療法。2001年、広島大学大学院教育学研究科修了。肥前精神医療センター、東京大学大学院総合文化研究科、福岡大学人文学部などの勤務を経て、現在は九州大学大学院人間環境学府博士後期課程に在学中。福岡保護観察所などで薬物依存や性犯罪加害者の集団認知行動療法のスーパーヴァイザーを務める。著書に『悩み・不安・怒りを小さくするレッスン』（光文社新書）、『私らしさよ、こんにちは』（星和書店）、共著に『ADHDタイプの大人のための時間管理ワークブック』（星和書店）などがある。

もしかして、私《わたし》、大人《おとな》のADHD？
認知《にんち》行動療法《こうどうりょうほう》で「生《い》きづらさ」を解決《かいけつ》する

2018年9月30日初版1刷発行
2021年12月15日　2刷発行

著　者 ── 中島美鈴
発行者 ── 田邉浩司
装　幀 ── アラン・チャン
印刷所 ── 堀内印刷
製本所 ── 榎本製本
発行所 ── 株式会社光文社
東京都文京区音羽1-16-6（〒112-8011）
https://www.kobunsha.com/
電　話 ── 編集部03(5395)8289　書籍販売部03(5395)8116
業務部03(5395)8125
メール ── sinsyo@kobunsha.com

 ISBN 978-4-334-04369-8

953
知の越境法
「質問力」を磨く

池上彰

森羅万象を嚙み砕いて解説し、選挙後の政治家への突撃取材でお馴染みの池上彰。その活躍は〝左遷〟から始まった。領域を跨いで学び続ける著者が、一般読者向けにその効用を説く。

978-4-334-04359-9

954
警備ビジネスで読み解く日本

田中智仁

警備ビジネスは社会を映す鏡——。私たちは、あらゆる場所で警備員を目にしている。だが、その実態を知っているだろうか？「社会のインフラ」を通して現代日本の実相を描き出す。

978-4-334-04360-5

955
残業の9割はいらない
ヤフーが実践する幸せな働き方

本間浩輔

あなたの残業は、上司と経営陣が増やしている。「1 on 1」「どこでもオフィス」など数々の人事施策を提唱してきたヤフー常務執行役員が「新しい働き方」と「新・成果主義」を徹底解説。

978-4-334-04361-2

956
私が選ぶ名監督10人
采配に学ぶリーダーの心得

野村克也

川上、西本、長嶋、落合…監督生活24年の「球界の生き証人」が10人の名将を厳選し、「選手の動かし方」によって5タイプに分類。歴代リーダーに見る育成、人心掌握、組織再生の真髄。

978-4-334-04362-9

957
地上最大の行事　万国博覧会

堺屋太一

六四二二万人の入場者を集め、目に見える形で日本を変えた70年大阪万博の成功までの舞台裏を、その総合プロデューサーであった著者が初めて一冊の本として明かす！

978-4-334-04363-6

958
一度太るとなぜ痩せにくい？
食欲と肥満の科学
新谷隆史
いつか痩せると思っていても、なかなか痩せられない……。肥満傾向のある人、痩せられない人のために最新の知見を報告。健康に生きるヒントを伝える。【生物学者・福岡伸一氏推薦】
978-4-334-04364-3

959
アップルのリンゴはなぜかじりかけなのか？
心をつかむニューロマーケティング
廣中直行
商品開発は、今や「脳」を見て無意識のニーズを探る科学の時代だ。「新奇性と親近性」、「計画的陳腐化」、「単純接触効果」、「他者の力」。認知研究が導いたヒットの方程式を大公開。
978-4-334-04365-0

960
松竹と東宝
興行をビジネスにした男たち
中川右介
歌舞伎はなぜ松竹のものなのか。宝塚歌劇をなぜ阪急が手がけているのか。演劇を近代化した稀代の興行師、白井松次郎・大谷竹次郎兄弟と小林一三の活躍を中心に描いた、新たな演劇史。
978-4-334-04366-7

961
フランス人の性
なぜ「#ＭｅＴｏｏ」への反対が起きたのか
プラド夏樹
高齢者であってもセックスレスなどあり得ない。子どもに8歳から性教育を施す。大統領も堂々と不倫をする。「性」に大らかな国・フランスの現在を、在仏ジャーナリストが描く。
978-4-334-04367-4

962
土　地球最後のナゾ
１００億人を養う土壌を求めて
藤井一至
世界の土はたった12種類。毎日の食卓を支え、地球の未来を支えてくれる本当に「肥沃な土」は一体どこにある？　泥にまみれた研究者が地球を巡って見つけた、一綴りの宝の地図。
978-4-334-04368-1

光文社新書

963
もしかして、私、大人のADHD？
認知行動療法で「生きづらさ」を解決する
中島美鈴
ADHD（注意欠如・多動症）とは、先天的な発達障害のひとつ。最近の研究で、大人になってもADHDの症状が残ることがわかってきた。最新の知見と対処法のエッセンスを伝える。
978-4-334-04369-8

964
品切れ、過剰在庫を防ぐ技術
実践・ビジネス需要予測
山口雄大
「いつどれくらい売れるのか？」を予測し、適切な量と頃合いでの商品供給を可能にする、製造業には欠かせない「需要予測」の技術を実践的に学ぶ。明日からすぐに役に立つ！
978-4-334-04370-4

965
〈オールカラー版〉
究極のお洒落はメイド・イン・ジャパンの服
片瀬平太
流行、ブランド、品質、値段……。本当に身になるファッションは何か。結論は「日本製服飾品」だった！　日本中を駆け廻る徹底取材でメイド・イン・ジャパンの真の魅力を明らかに。
978-4-334-04371-1

966
オリンピックと東京改造
交通インフラから読み解く
川辺謙一
首都高、東海道新幹線、モノレール、羽田空港。1964年の五輪に合わせて多くのインフラが整備された。「未成熟な巨人」といわれた東京は、五輪とともにいかにして発展してきたのか。
978-4-334-04372-8

967
劣化するオッサン社会の処方箋
なぜ一流は三流に牛耳られるのか
山口周
近年相次ぐ、いいオトナによる下劣な悪事の数々は必然的に起きている――ビジネス書大賞2018準大賞受賞著者による、日本社会の閉塞感を打ち破るための画期的な論考！　緊急出版。
978-4-334-04373-5